DENTAL IMPLANTS: A FAST AND EASY WAY OF UNDERSTANDING FOR THE PATIENT

First edition SungGil Jung, Tina H Jung

MyungMun Publishing. Inc.
90, Dapsimni-ro 63-gil, Dongdaemun-gu, Seoul, Korea (02525)
Tel_ +82-2-2248-7586
Fax_ +82-2-2248-0598
e-mail_ mmayt@hanmail.net
Website_ www.teethbook.co.kr

Printed in Korea

환자에게 유용한 알기 쉬운 임플란트 이야기

인 쇄 2021년 11월 5일
발 행 2021년 11월 15일
저 자 정 성 길 · 정 현 애
발 행 인 안 영 택
편 집 김 휘 라
교정 · 교열 김 순 남
발 행 처 명문출판사
등 록 제 6-0212호(1995년 1월 24일)
주 소 서울시 동대문구 답십리로63길 90
전 화 (02)2248-7586
팩 스 (02)2248-0598
홈 페 이 지 http : //www.teethbook.co.kr
I S B N 978-89-6808-147-7

■ 2021 | 환자에게 유용한 알기 쉬운 임플란트 이야기 | 명문출판사 정가 : 25,000원

환자에게 유용한

알기 쉬운 임플란트 이야기

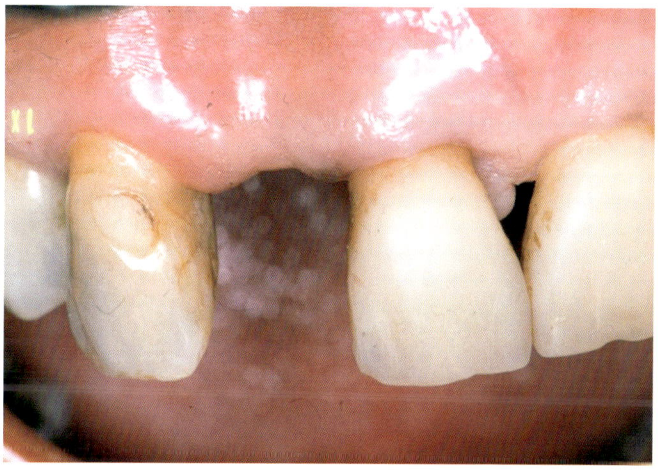

저자 정 성 길
정 현 애

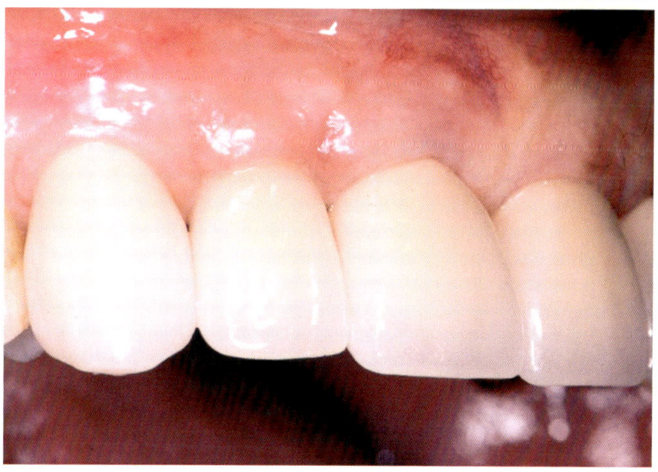

M 명문출판사

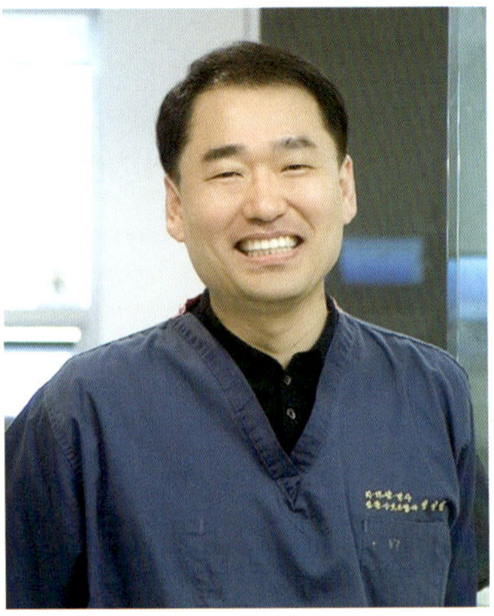

정 성 길

치과보철과 전문의

치의학박사

원광대학교 치과대학 졸업 및 동 대학원 치의학박사
미국 USC(University of Southern California)
치과대학 졸업(D.D.S.)
미국 USC 치과대학 보철과 수련
미국 California 주 치과의사 면허
성균관의대 삼성 서울병원 보철과 외래교수
한양대 의대 보철과 외래교수
전, 카톨릭대 임상치의학대학원 자문교수
전, 전북대학교 치의학전문대학원 겸임교수
전, 원광대학교 치과대학 외래교수
전, 보사부 치과의료 전문 평가위원

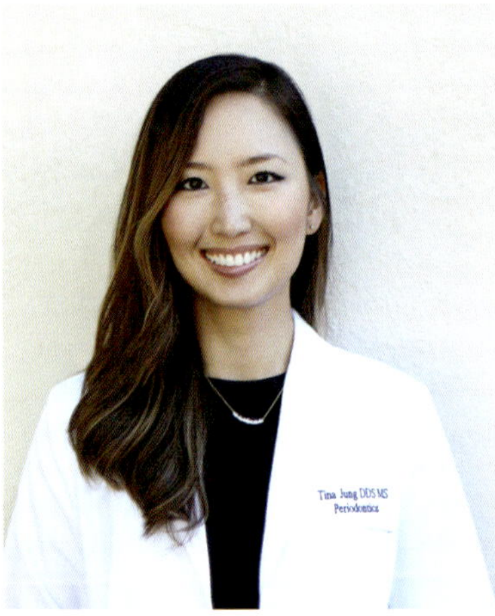

정 현 애(Tina Jung)

미국 치주과 전문의

미국 UCLA(University of California Los Angeles)
졸업(B.S. 2010)
미국 Columbia University 치과대학 졸업(D.D.S. 2014)
미국 UCSF(University of California San Francisco) 치과대학 치주과 수련 및 M.S. (2017)
Diplomate, American Board of Periodontology, 2018
미국, UCSF 치과대학 Clinical assistant professor 2018~2020
미국, UCLA 치과대학 치주과 Clinical instructor 2021~

어느덧 임플란트 진료를 시작한지도 오랜 시간이 흘렀습니다. 그동안 치과 선생님들을 대상으로 강의와 케이스 발표는 많이 했지만 환자분들을 대상으로 해서는 임플란트에 대한 쉬운 설명이 없었기에 그동안의 임상 경험을 바탕으로 환자분들의 사랑에 보답하고 임플란트 치료를 받고자 하는 분들을 위해서 쉽게 책으로 발간을 하게 되었습니다.

그동안의 많은 임상 경험을 바탕으로 내원하시는 환자분들의 임플란트 치료에 대한 이해를 돕고자 치료 전과정을 쉽게 도식화하고 임상 사진들과 함께 설명하였으며 치료 시 꼭 체크해야 하는 전신질환에 대해서도 간단하게 설명을 하였습니다.

요즘 인터넷에 정보가 너무 많아서 잘 이해하기 쉽지 않은 면도 있고 걸러지지 않은 정보들도 많습니다. 이 책에서는 환자분들이 참고하실 만한 내용만 간단하고 쉽게 정리를 했습니다.

기꺼이 사진 촬영에 협조해 주신 환자분들과 치과의 스텝들에게도 감사를 드리며 임플란트 진료를 받고자 하시는 분들께 많은 도움이 되었으면 감사하겠습니다.

2021년 11월 대표 저자 정 성 길

스웨덴의 한 대학 연구소에서 토끼를 생체 연구 대상으로 뼈에 티타늄 금속관을 박어 놓았는데 티타늄과 뼈가 융화가 되어 떨어지지 않는 점에 착안해서 1965년에 티타늄으로 만든 치과용 임플란트를 환자에게 시술했는데 골유착이 잘 일어나서 정상적으로 음식을 씹을 수 있게 되었습니다.

바로 치과의학의 새로운 혁명이 일어나는 순간이었습니다.

세계 최초로 치과용 임플란트를 만들고 시술하신 분이 바로 스웨덴의 브로네막 교수이십니다.

브로네막 교수님은 각 대학에서 임플란트 특별 강의를 많이 하셨으며, 저자가 USC에서 수련을 받을 때도 가끔 오셔서 임플란트 강의를 많이 해 주셨으나 이제는 고인이 되셨습니다.

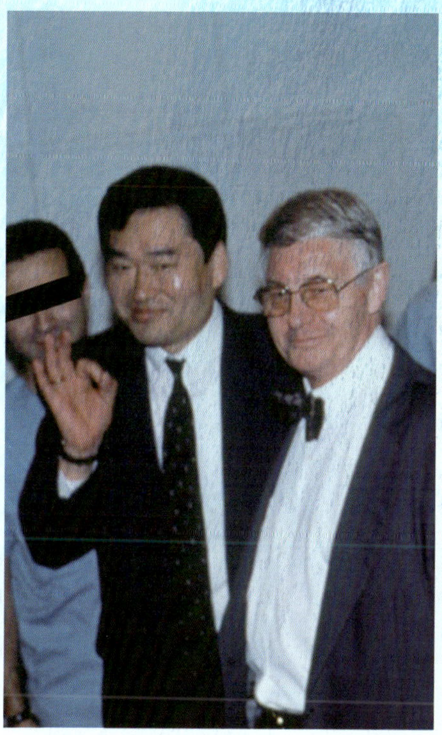

CONTENTS

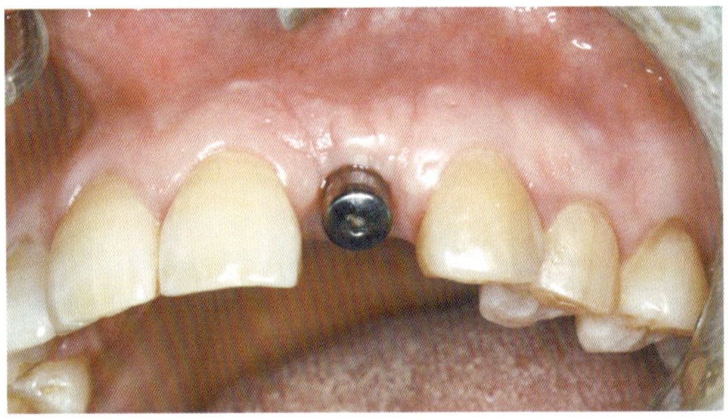

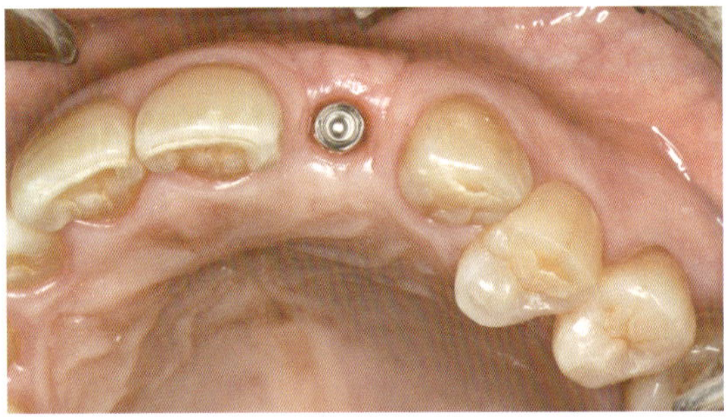

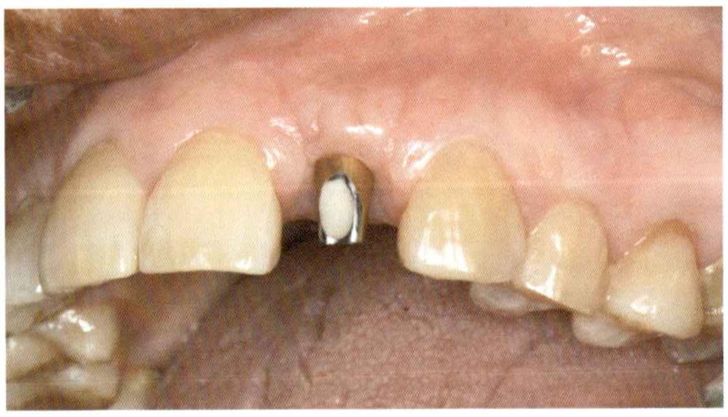

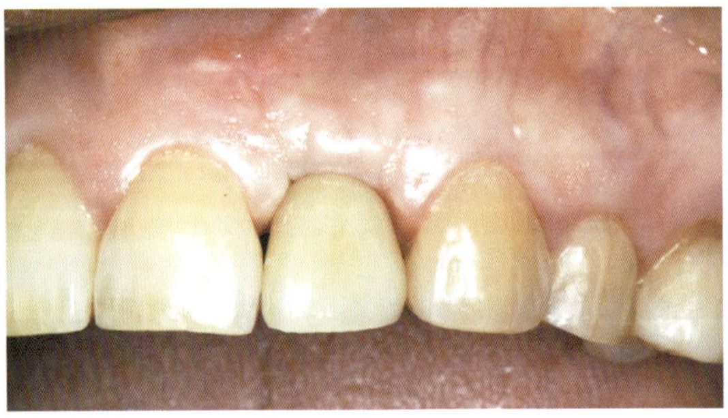

1. 임플란트란?

치근 부위에 해당하는 임플란트를 치조골에 식립하고 상악에서는 약 4~5개월, 하악에서는 약 2~3개월의 골유착 기간을 거친 후 지대주를 나사로 고정한 후 인상을 채득하여 보철물을 만들어 장착하는 술식입니다.

예전에는 치아가 빠지면 양 옆의 치아를 삭제하여 부릿지를 해 주거나 여러개의 치아가 빠진 경우는 틀니를 해 주기도 하였습니다.

그러나 요즘 임플란트를 치조골에 식립 후 골유착 기간을 거친 후 보철물을 해 주는 술식은 기능적으로나 심미적으로 좋은 보철치료 방법으로 자리 매김하였습니다.

기존의 보철 치료 방법과 달리 주변 치아에 아무런 손상 없이 보철 치료를 해 줄 수 있게 되었습니다.

치과 임플란트는 치아 뿌리에 해당하는 티타늄으로 만든 임플란트를 턱뼈에 심어 치아의 뿌리와 같은 역할을 합니다.

티타늄은 무게가 가볍고 비교적 단단하며 부식에 대해서 저항성이 높고 염증이나 부작용 없이 골유착이 잘 되고 생체 적합성이 우수한 금속으로 알려져 있습니다.

티타늄 임플란트

치과용 임플란트에 사용되는 티타늄은 표면이 특수하게 처리되어 있어 생물학적 부작용을 최소화 했으며 치조골과 접촉 면적을 넓힘으로써 임플란트 표면에 뼈조직이 잘 붙도록 디자인되어 있습니다.

2. 임플란트의 구조

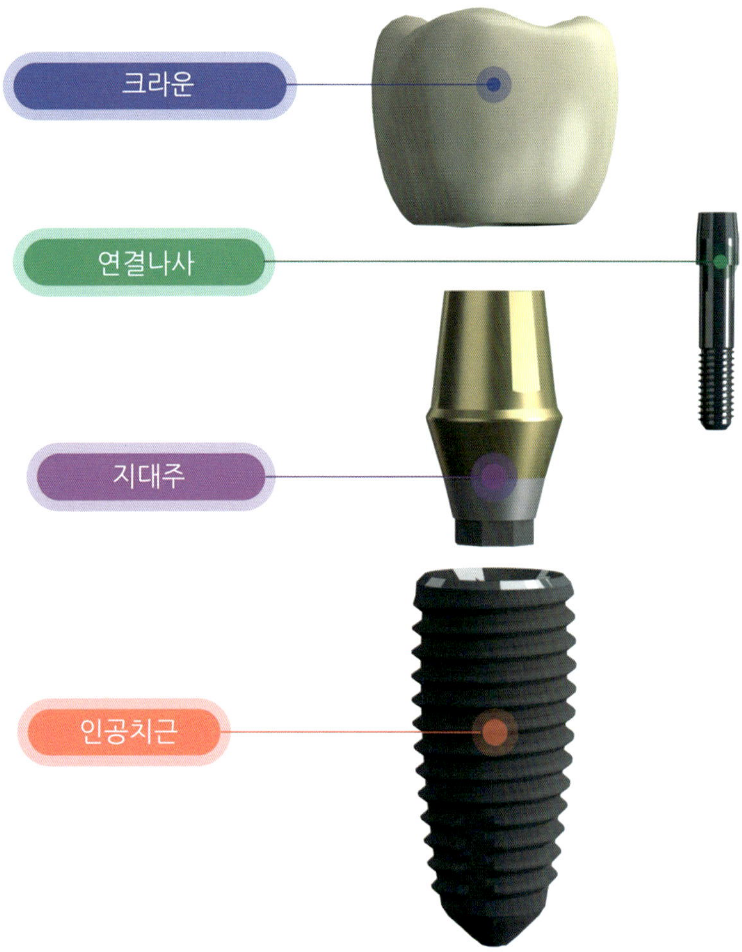

- **인공치근(fixture)**: 임플란트는 인공치근에 해당하는 임플란트(fixture)가 있는데 티타늄으로 만들어졌으며 길이는 보통 7~15 mm이며, 굵기는 지름으로 평균 4~5 mm 정도입니다.
- **지대주(abutment)**: 인공치근과 나사로 연결해서 잇몸 밖으로 나오는 부분입니다.
- **크라운(crown)**: 임플란트 지대주에 맞추어서 보철물을 제작하는데 어금니의 경우는 교합력에 깨지지 않는 재료를 선택하는 것이 좋으며 앞니의 경우는 심미성을 우선하는 세라믹으로 만드는 것이 좋습니다.
- 지대주(abutment)를 나사(screw)로 연결 후 보철물 크라운(crown)을 만들어서 보통 치과용 시멘트를 이용해서 장착하게 됩니다.

3. 임플란트와 기존 보철물의 비교

| 임플란트는 주변 치아의 손상 없이 치아의 역할을 할 수 있습니다. |

■ 치아가 한 두개 빠졌을 때 임플란트를 하지 않고 기존의 고정성 보철물로 했을 때의 단점은 일반적으로 멀쩡한 치아를 삭제해서 보철물을 제작하므로 치아에 손상이 가는 것이고 오래 사용하다 보면 보철물 접착제가 녹아서 치아가 썩기 쉬우며 보철물의 수명이 7~8년 정도 되므로 주기적인 교체의 필요성이 있을 수 있습니다.

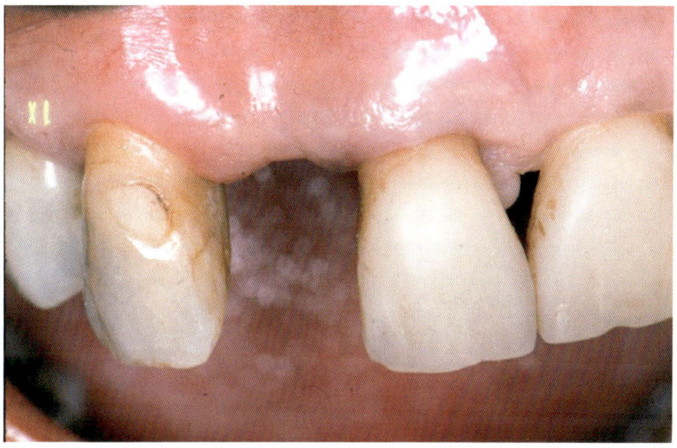

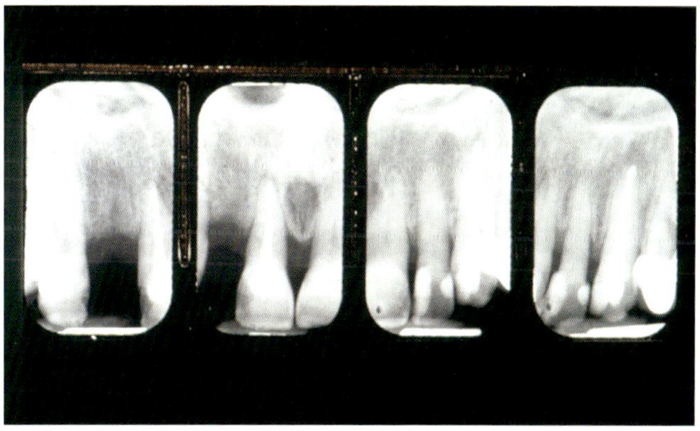

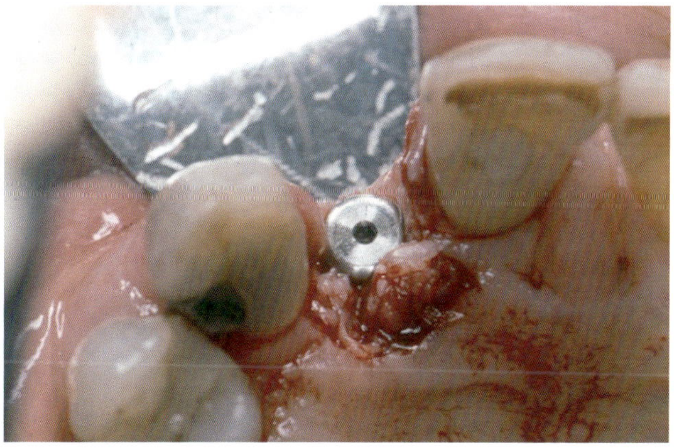

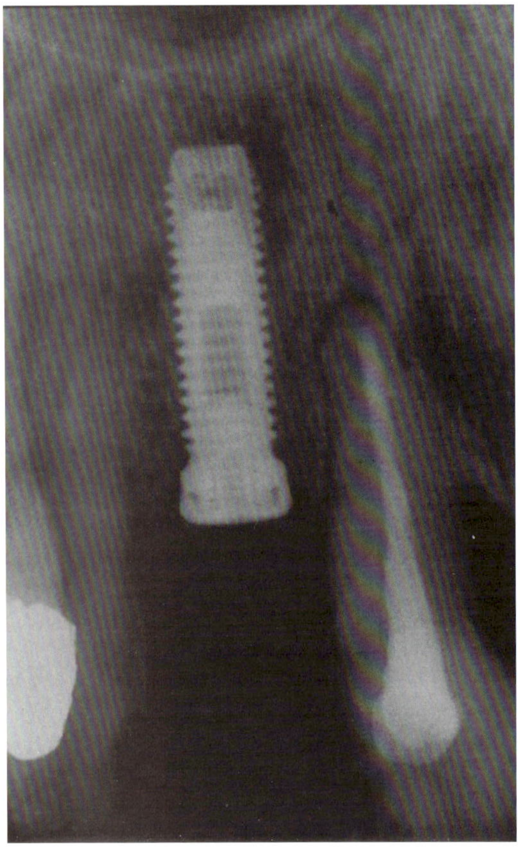

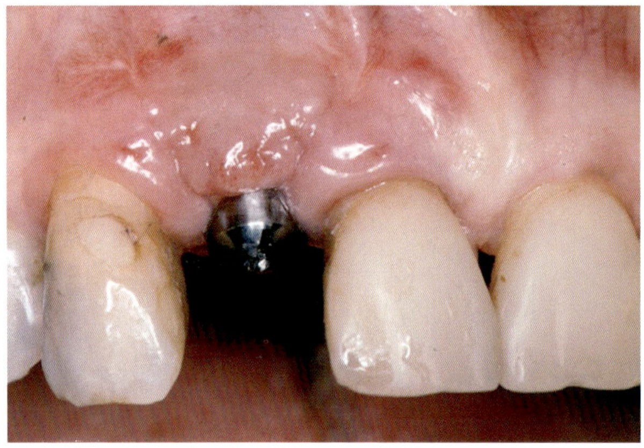

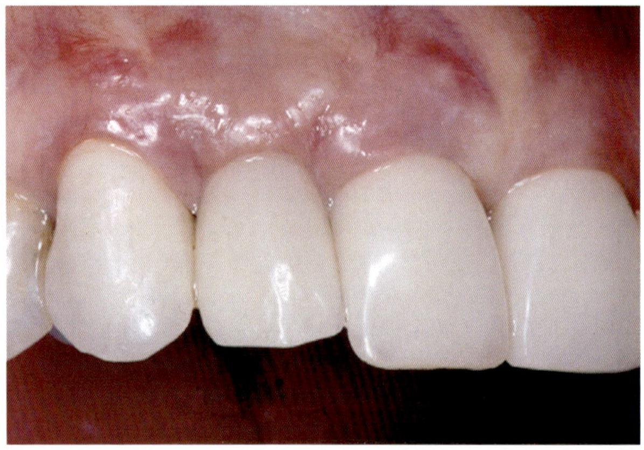

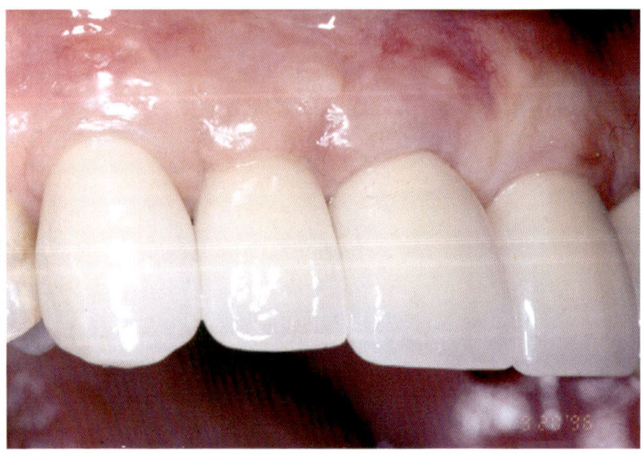

- 상악 측절치가 상실되었으며 주변의 치아가 치주염으로 약해서 임플란트를 식립 후 단독으로 보철물을 해 주기로 치료 계획을 세웠습니다. 골유착 기간을 거친 후 치유지대주(healing abutment)를 연결하여 힐링이 되면 다시 지대주(abutment)를 연결하여 임시 가의치를 만든 후 잇몸이 치유된 후 최종 보철물을 장착합니다.
- 여러가지 조건을 잘 맞추어서 수술을 진행하면 심미적으로나 기능적으로 좋은 보철물을 만들어 줄 수가 있습니다.

| 기존의 보철물은 치아의 삭제가 필요해요. |

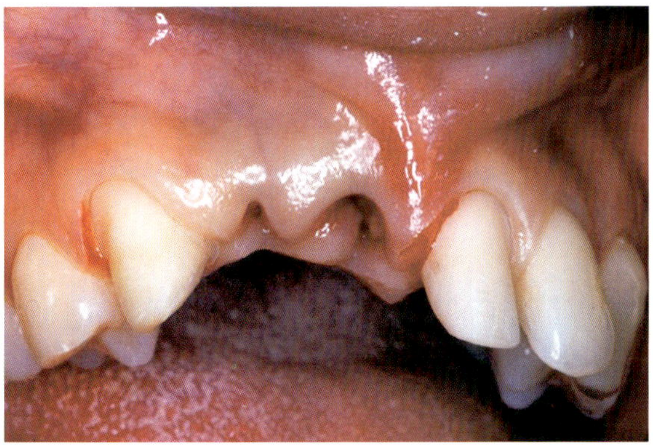
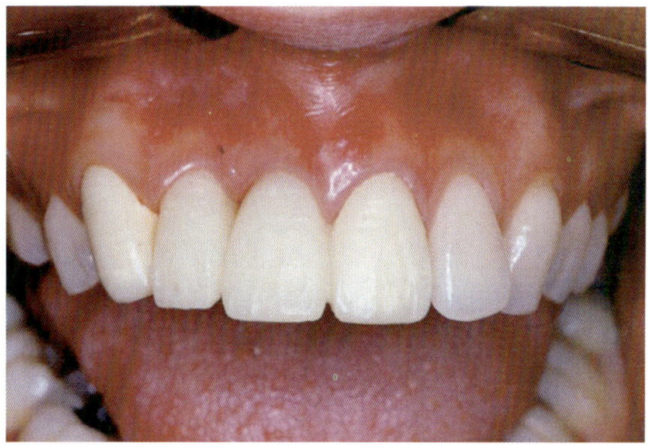
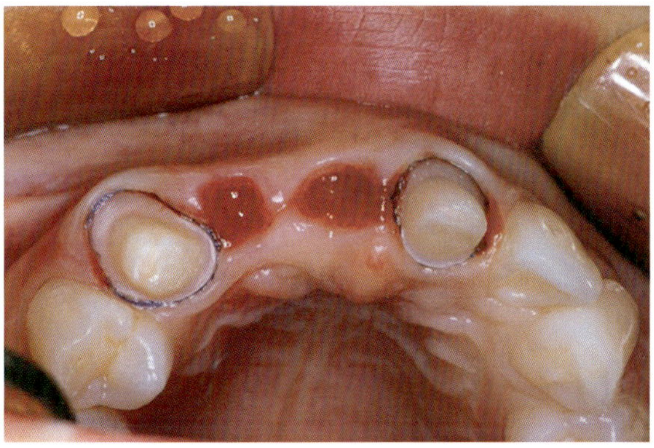
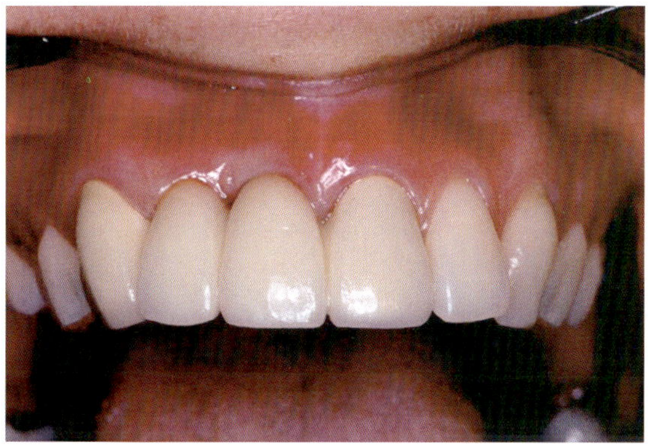
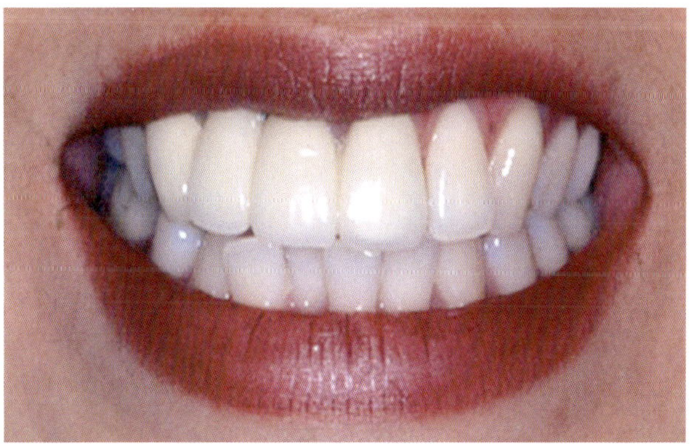

■ 환자의 개인적인 사정으로 상악 전치부에 두개의 치아를 발치 후 인접치아를 삭제한 후에 상실된 치아의 발치와를 임시의치를 통해서 자연치의 치근처럼 보이도록 유도한 후 발치와의 치유기간을 기다린 후 인상을 채득해서 최종적인 보철물을 제작해서 장착했습니다.

❖ 임플란트로 치료했다면 치료 기간은 길었겠지만 인접치아의 삭제는 필요 없었겠지요.

4. 임플란트의 구성 요소

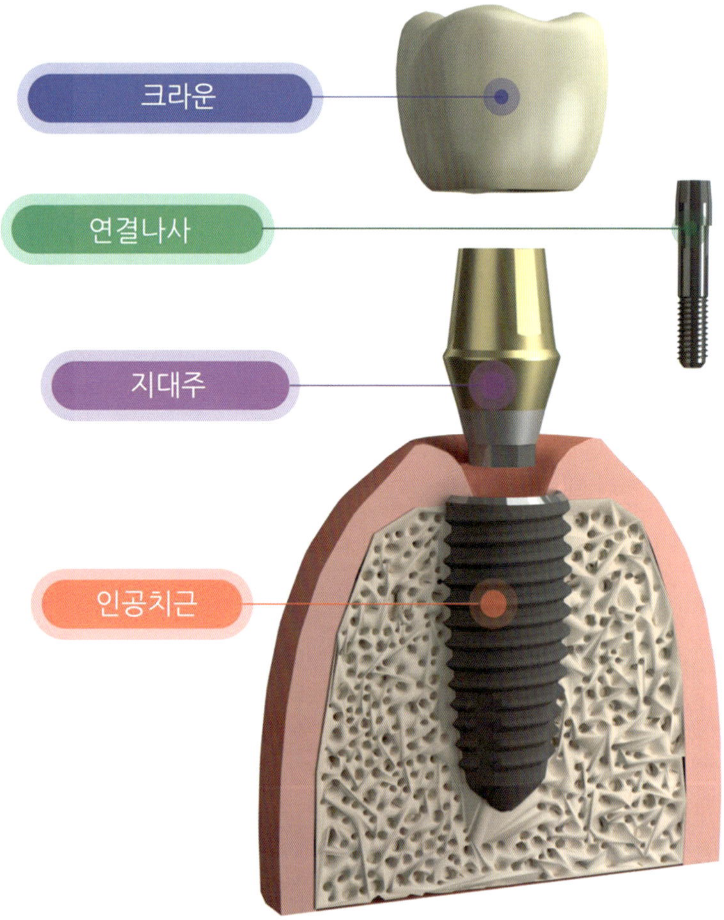

치근 부위에 해당하는 임플란트를 치조골에 식립하고 골유착 기간을 거친 후 지대주를 나사로 고정한 후 그 위에 보철물을 만들어 장착합니다.

| 임플란트의 구성 요소 |

1. **인공치근(fixture)**: 치아의 뿌리 역할을 하는 고정체에 해당이 됩니다.

임플란트에서 제일 중요하며 임플란트 수술 시 적절한 길이, 넓이를 가진 임플란트를 골유착이 잘 일어날 수 있도록 심는 것이 중요합니다. 골유착은 치조골과 인공치근이 단단하게 일체가 된 결합 상태를 말합니다.

요즘 좋은 제품들이 많이 나와 있지만 술자가 수술 시 잘 심는 것이 무엇보다 중요하고 환자의 전신 건강도 중요한 요소들 중의 하나입니다.

2. 지대주(abutment)

예전에는 지대주 위에 나사로 보철물을 유지 하는 지대주를 많이 사용했으나 요즘은 치료의 편리성 때문에 세멘형 지대주를 많이 사용합니다.

지대주는 연결기둥을 말하며 인공치근에 연결나사로 고정되며 이 지대주 위에서 인상을 채득하여 보철물을 제작합니다.

3. 연결나사(screw): 지대주를 인공치근에 연결하는 나사

4. 크라운(보철물)

지대주 위에서 인상을 채득하여 보철물을 제작하여 장착하면 임플란트 치료가 끝나는 데 섬세한 교합 체크가 필요합니다.

자연치아는 치주인대가 있어서 씹는 교합력을 적절히 분산시킬 수 있지만 임플란트는 치주인대가 없어서 힘을 분산시키는 능력이 부족하며 특히 측방력에 약합니다. 그래서 더욱이 섬세한 교합체크가 필요한 것입니다.

자연치아는 치주인대가 있어서 과도한 외력이 작용시 이를 피하고 어느 정도 완충해 주는 역할을 하나 임플란트는 치조골과 직접 집촉하고 있이 인지를 할 수 없어서 과도한 외력에 취약하기 때문에 더욱 섬세한 교합 조정이 필요합니다.

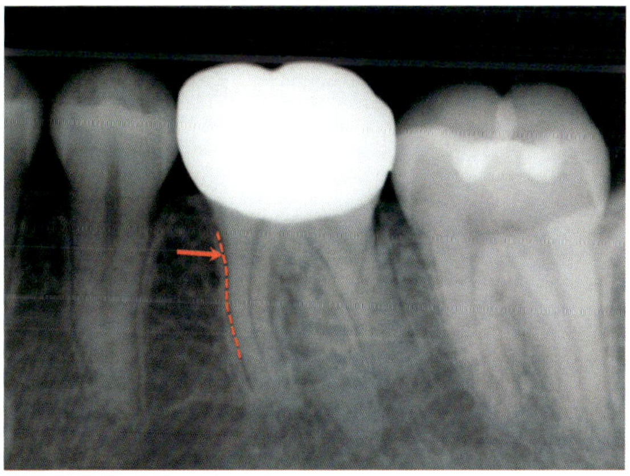

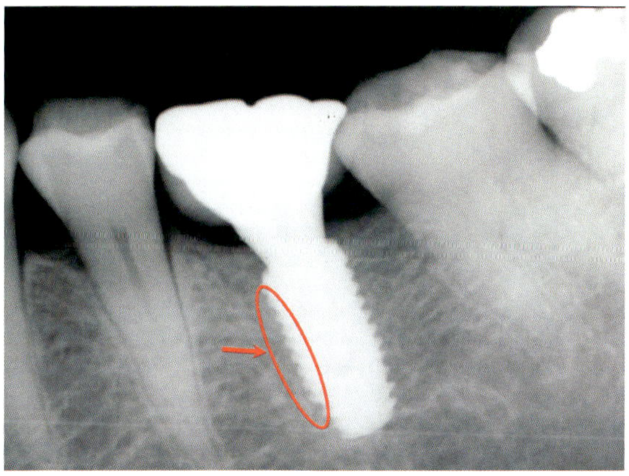

자연치아에서 점선이 치주인대이고 임플란트에서는 인공치근(fixture)과 치조골이 직접 유착되어 있습니다.

5. 임플란트 치료 결정 시 선택의 기준

환자마다 다 구강 상태가 다르고, 각 특성이 있기에 모든 치료가 획일적일 수는 없습니다. 임플란트 치료 경험이 많고 성심성의껏 치료하시는 치과의사 선생님을 고려하시는 것이 좋습니다.

뼈의 상태, 전신 질환의 유무, 구강 내의 상태, 상악동 거상술이 필요한 경우 등 여러 가지 요소에 따라서 치료 결과가 달라질 수 있습니다.

임플란트 치료 장비가 잘 구비되어 있는 치과를 선택하는 것이 좋고, 치료 기간을 너무 무리하게 단축해서 끝낼 것을 요구하지 말고, 치과의사 선생님을 신뢰하고 치료받는 것이 중요합니다.

상악 구치부의 경우 치조골이 부족하여 상악동 거상술을 통해서 골이식을 해야 하는 경우가 많으므로, 그런 경우에는 특히 상악동 수술 경험이 충분한 치과 의사 선생님이 좋습니다.

임플란트 치료가 끝난 후 어떤 회사의 제품으로 했는지 알고 계시는 것이 타지에 계실 때, 혹은 먼 훗날 임플란트에 문제가 생겼을 경우 쉽게 해결할 수 있는 방법이 되겠습니다.

회사마다 임플란트의 구조가 다르기 때문에 어떤 제품으로 심었는지 모를 경우 종종 해결하기 어려운 경우가 있습니다.

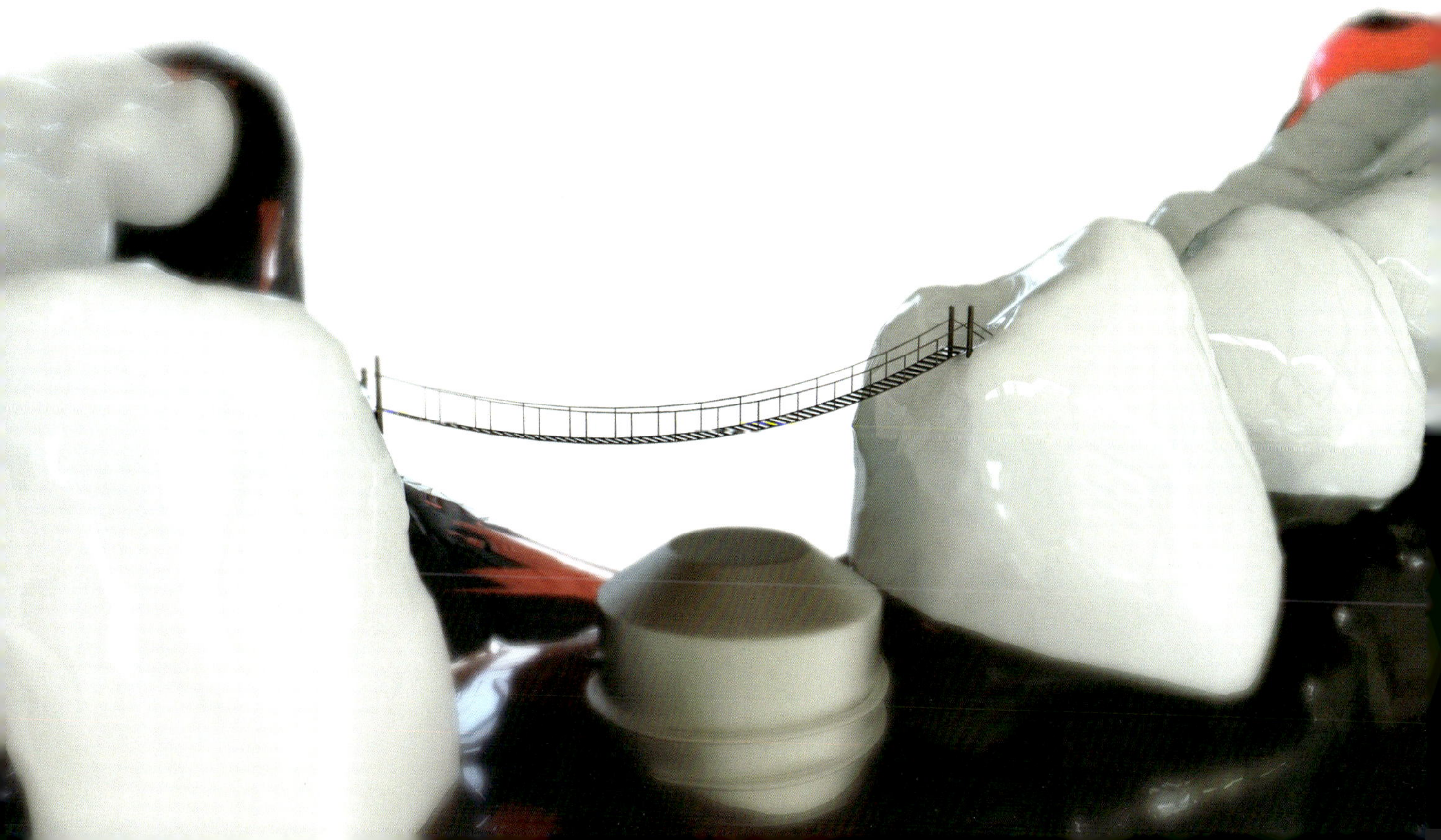

6. 임플란트의 치료 전 과정

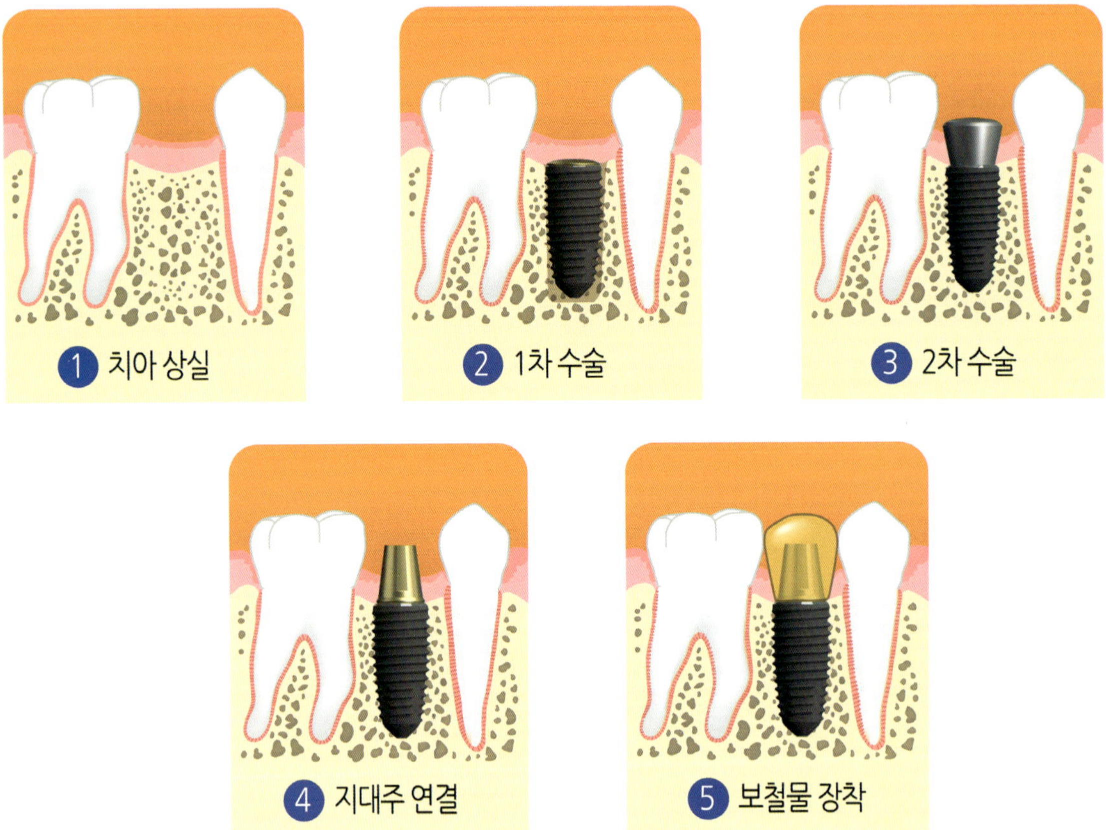

임플란트 수술을 하기 전에 치과의사는 환자를 진단하고 치료계획을 수립하게 됩니다. 진단 시 치과의사는 환자의 구강 상태를 살피고 파노라마 사진등을 통해서 적절한 뼈의 양과 질을 평가하게 됩니다.

필요시 인상을 채득하여 상하악 모형을 마운팅하여 진단에 이용합니다. 또한 구내 사진을 촬영해서 진단에 이용하기도 합니다.

무엇보다도 환자의 현재 복용하는 약을 면밀히 검토하여 검사 결과를 종합하여 임플란트 치료 계획을 수립하게 됩니다(그림 ❶).

■ 인공치근을 심는 1차 수술(그림 ❷)

치조골(뼈)에 치아의 뿌리 역할을 하는 인공치근(fixture)을 심는 과정입니다.

술자는 치료 계획대로 잇몸을 열고 뼈에 구멍을 내서 인공치근을 심고 그 위에 덮개(cover screw)를 연결합니다. 이때 치조골이 부족한 부위는 골이식을 하게 되고 뼈가 단단하냐 혹은 약하냐에 따라서 2차 수술을 언제 할 것인지를 결정하게 됩니다.

상악 구치부나 혹은 치아를 발치 한 상태로 너무 오랜 시간이 지난 경우 뼈가 아주 약해서 임플란트 고정 자체도 어려운 경우가 있습니다.

일반적으로 임플란트와 치조골이 붙는 골유착 기간은 상악에서는 약 4~5개월, 하악에서는 약 2~3개월의 기간을 거칩니다.

치조골의 골질이 좋다면 1차 수술과 2차 수술을 함께 할 수도 있습니다. 인공치근 위에 덮개(cover screw) 대신 치유지대주(healing abutment)를 바로 연결할 수도 있습니다. 1차와 2차 수술을 동시에 하면 임플란트 치료 기간이 단축되며 두 번의 절개 수술을 하지 않아도 되는 장점이 있습니다.

그러나 교합이 너무 긴밀하거나 치조골의 질이 좋지 않거나 치유지대주로 식사를 하는 등의 외력이 가해지면 골유착이 안 될 수도 있으니 선택적인 치료가 필요합니다.

■ 2차 수술(그림 ❸)

보통 상악에서는 4~5개월, 하악에서는 2~3개월의 골유착 기간을 거친 후 방사선 사진을 촬영해서 인공치근(fixture)과 치조골의 유착이 일어났는지를 확인하고 2차 수술을 진행합니다.

2차 수술은 인공치근에 치유지대주를 연결하는 과정인데 이때 잇몸을 열어서 인공치근 위의 덮개(cover screw)를 빼내고 치유지대치를 인공치근에 연결하고 잇몸을 봉합합니다.

■ 지대주 연결(그림 ❹)

치유 기간이 지나면 잇몸의 높이나 인공치근의 각도에 따라서 적절한 지대주를 선택하여 연결합니다. 인공치아를 제작하기 위하여 인상을 채득하여 보철물을 제작하여 구강내에 장착합니다(그림 ❺).

7. 임플란트 환자 치료 전 과정

환자가 치과에 처음 내원 했을 때 상담을 하고, 파노라마 사진 등 방사선 사진을 촬영하고, 필요 시 구내 사진 촬영, 인상을 채득해서 교합기에 마운팅 후 상태를 분석하고 진단용 왁스업을 통해서 미래의 완성될 치료의 이미지를 구성해 보고 전신질환이 있는지 체크를 합니다.

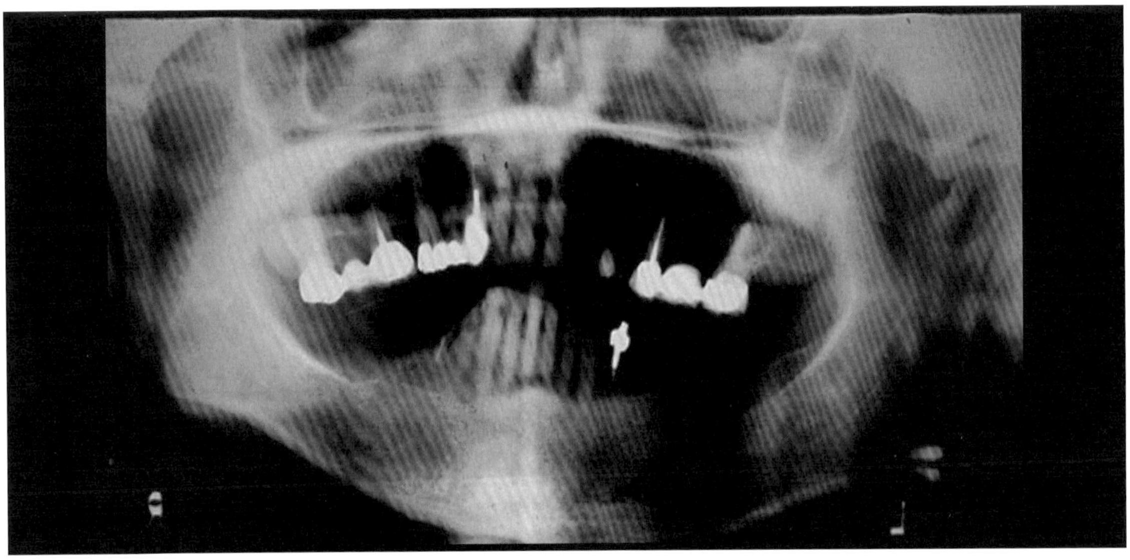

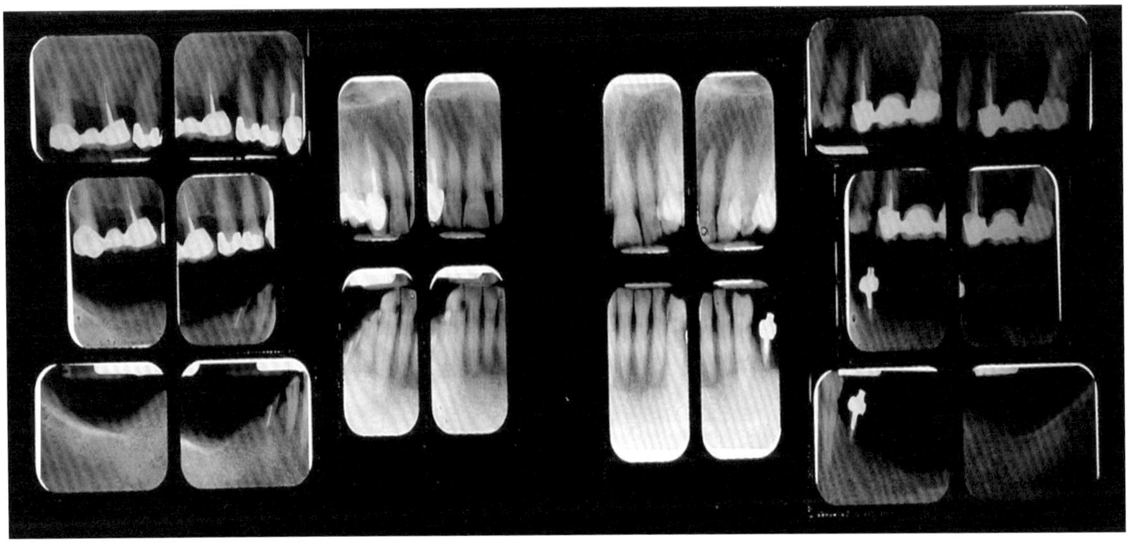

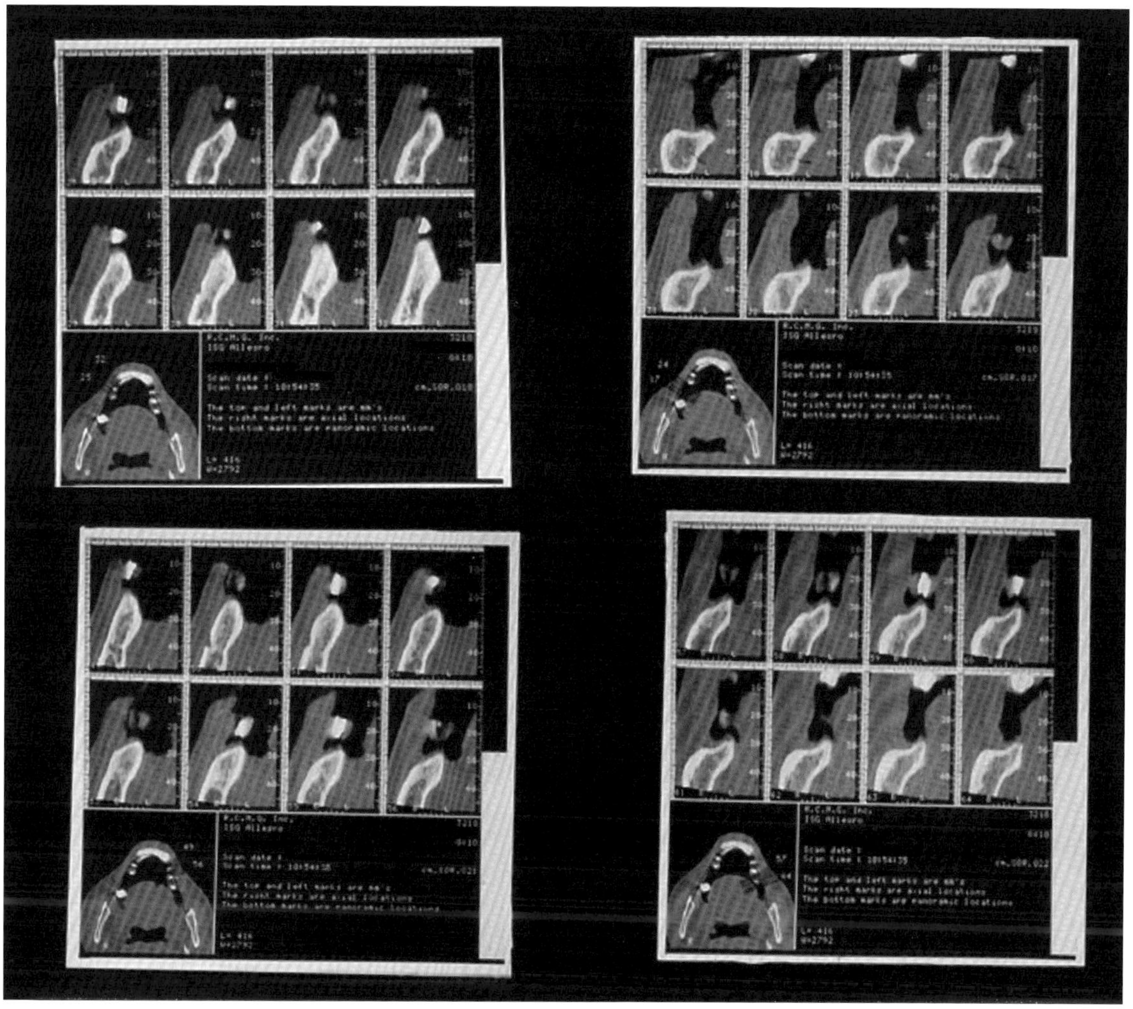

〈파노라마 사진, 표준형 엑스레이 사진, CT scan 촬영〉

이 환자분은 상실된 치아로 말미암아 음식을 잘 씹을 수 없어서 불편하다고 내원을 하였습니다. 우선 진단을 하기 위해서 파노라마 사진, 표준형 엑스레이 촬영 및 CT scan을 촬영하였습니다. 현재의 상태 체크와 최종적인 보철물 계획을 위해서 진단용 왁스업을 통해서 치료 시의 최종적인 보철물 이미지를 그려 봤습니다.

상악은 통상적인 보철 치료로 완성을 하였고 하악은 임플란트를 식립해서 보철물을 완성했습니다.

환자 자신의 현재 전신 건강 상태와 구강 내의 여러 문제점을 치과의사 선생님께 자세히 설명하고 상담을 받아야 합니다. 이때 치료 비용이 얼마나 들고 대략적인 치료 기간도 상담합니다.

현재 65세 이상이신 환자이고 시술 할 부위의 상악 혹은 하악에 치아가 한 개 라도 있을 경우 평생 2개의 임플란트는 본인 부담 30%로 보험 적용이 됩니다.

1) 상담 시 현재 복용하고 있는 약을 꼭 말씀드려야 합니다.

a. 백혈병이나 혈우병 환자, 혈소판 감소증 환자는 임플란트 수술을 받을 수가 없으며, 혈전용해제를 복용하시는 경우 담당 진료 선생님과 상담 후 수술 전에 투약을 중단해서 지혈 문제가 발생하지 않도록 해야 합니다.

b. 심근경색, 협심증 환자는 내과 선생님과 술전에 반드시 상의해야 하고, 인공 심장 판막 환자는 술 전에 항생제를 처방 받아 전처치 후 수술을 해야 합니다.

c. 악성 종양으로 인해서 방사선 치료나 약물 치료 중에는 수술을 할 수 없고 치료가 종료되면 담당 의와 상의 후 수술을 진행합니다.

d. 정신 분열증, 우울증, 마약 혹은 알코올 중독 환자는 수술이 가능하지 않습니다.

2) 필요한 경우 진단을 위해서 인상을 채득하여 석고 모형을 제작하기도 하고, 구내 사진 촬영을 하며 정밀 진단이 필요한 경우는 CT scan을 촬영합니다.

※ 위와 같은 여러 종류의 방사선 사진을 촬영해서 치료 시 참고로 합니다. 일반적으로 파노라마 사진을 많이 이용하지만 꼭 필요시 CT scan을 촬영해서 진단에 사용합니다.

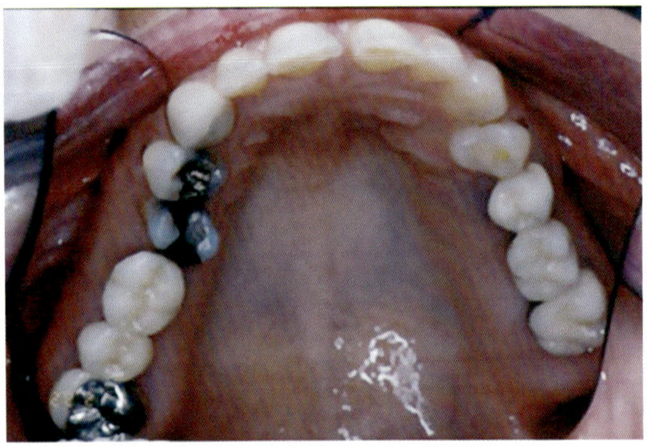
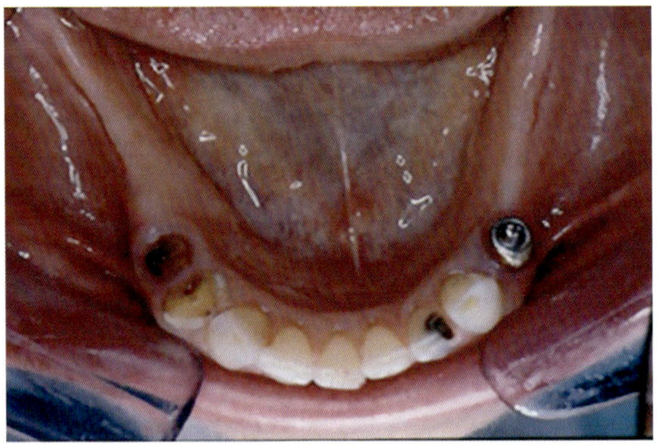

〈최초 내원 시 구강 내 모습〉

- 어떻게 최종 보철물을 만들지 진단용 왁스로 미리 계획을 세워 봅니다.

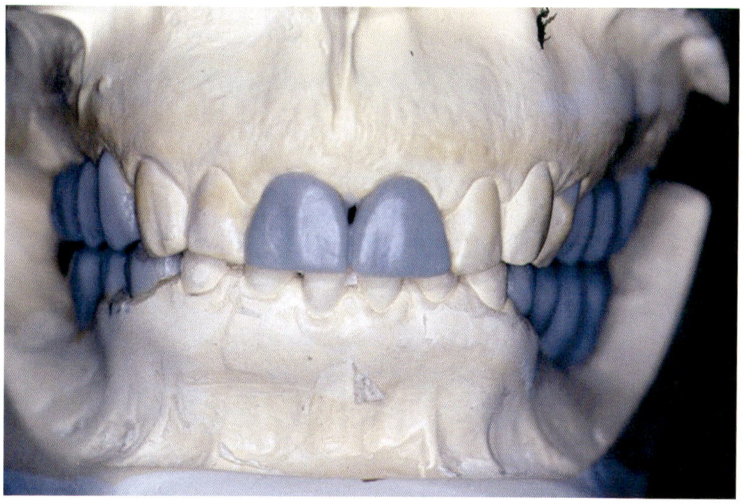

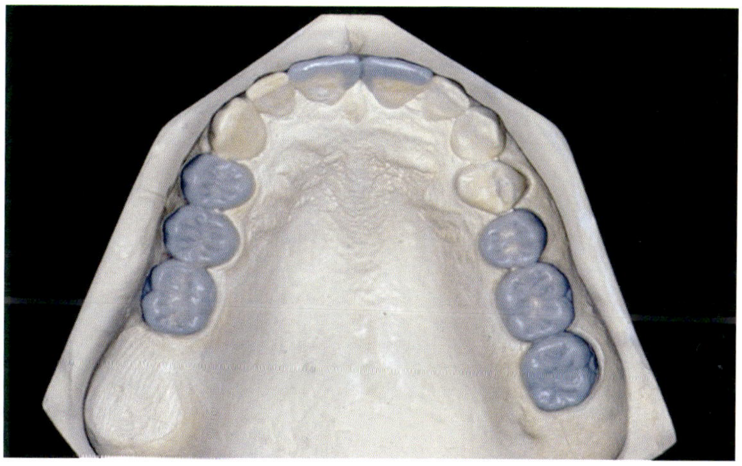

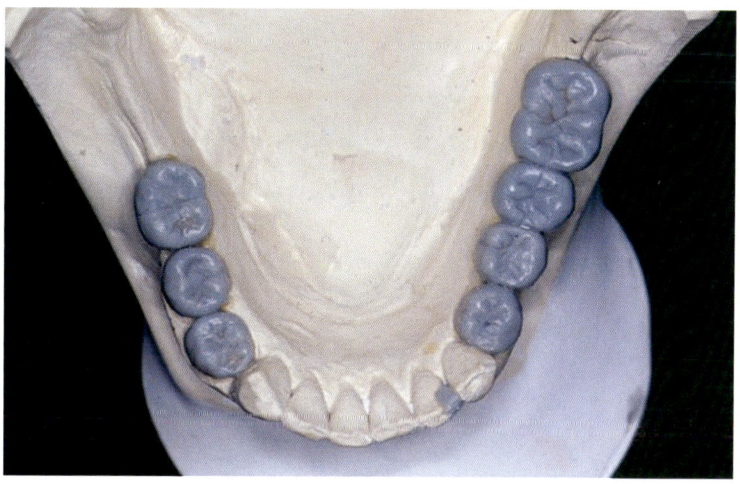

■ 임플란트를 심고 덮개(cover screw)를 채웠습니다.

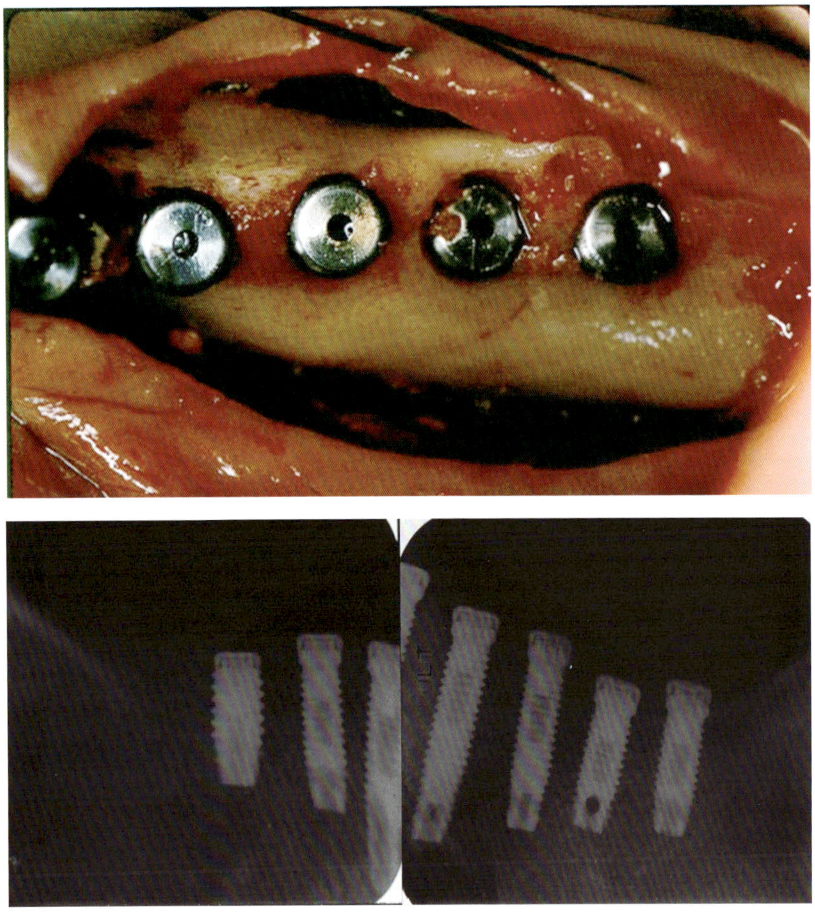

■ 최종 보철물의 기공물

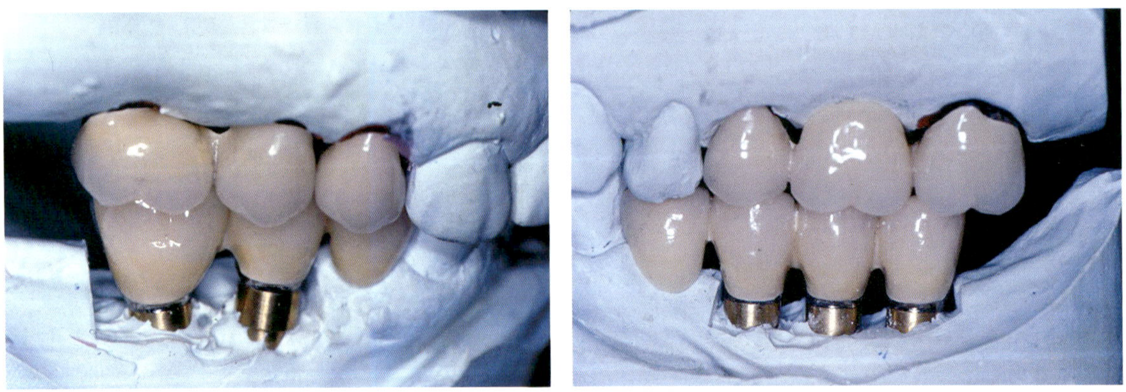

■ 상실된 하악 어금니 부위를 임플란트 치료로 수복했습니다.

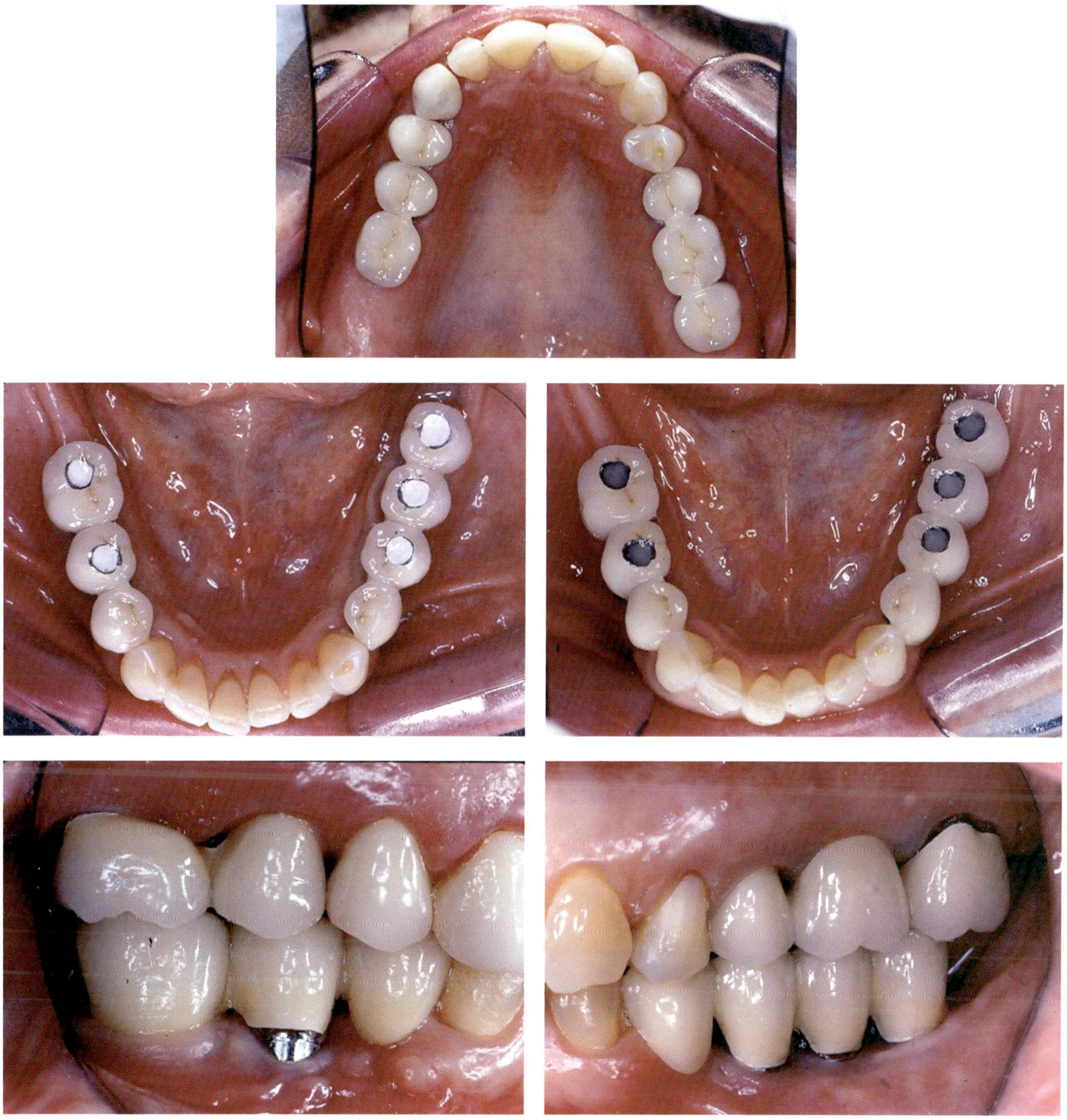

〈최종 보철물의 구강내 장착 모습〉

8. 임플란트가 필요한 환자는?

임플란트는 일반적으로 치아가 상실되거나 선천적으로 결손인 경우에 좋은 치료 방법이며, 특히 틀니를 끼고 있는 환자분들의 경우 틀니가 너무 잘 빠지거나 불편할 때 혹은 틀니 착용 시 구토 증상이 있을 때 임플란트를 이용한 틀니나 고정식 보철물을 해 드릴 수 있습니다.

또한 치조골이 심하게 흡수되어 틀니의 유지, 지지가 어려울 때도 임플란트 치료를 고려해 볼 수 있습니다.

특히 충치나 치주염 등으로 발치를 할 경우 옆의 치아의 손상 없이 임플란트 보철물을 해 드릴 수 있으며, 사고 등으로 치아가 파절되거나 빠졌을 때에도 임플란트가 좋은 치료 방법이 됩니다.

9. 임플란트의 장점

임플란트의 장점 중에서 으뜸은 주변 치아의 삭제가 없다는 것이지요.

1) 임플란트는 남은 치아를 보호합니다.

부분틀니를 할 경우 고리가 치아에 무리한 힘을 주어서 치아가 쉽게 망가질 수도 있으며, 임플란트 대신 브릿지를 할 경우 멀쩡한 치아를 삭제하기 때문에 치아 자체에 손상을 주지만, 임플란트의 경우 그 자체가 치아의 역할을 할 수 있습니다.

❖ 구치부 Bridge와 임플란트를 심은 사진으로 비교

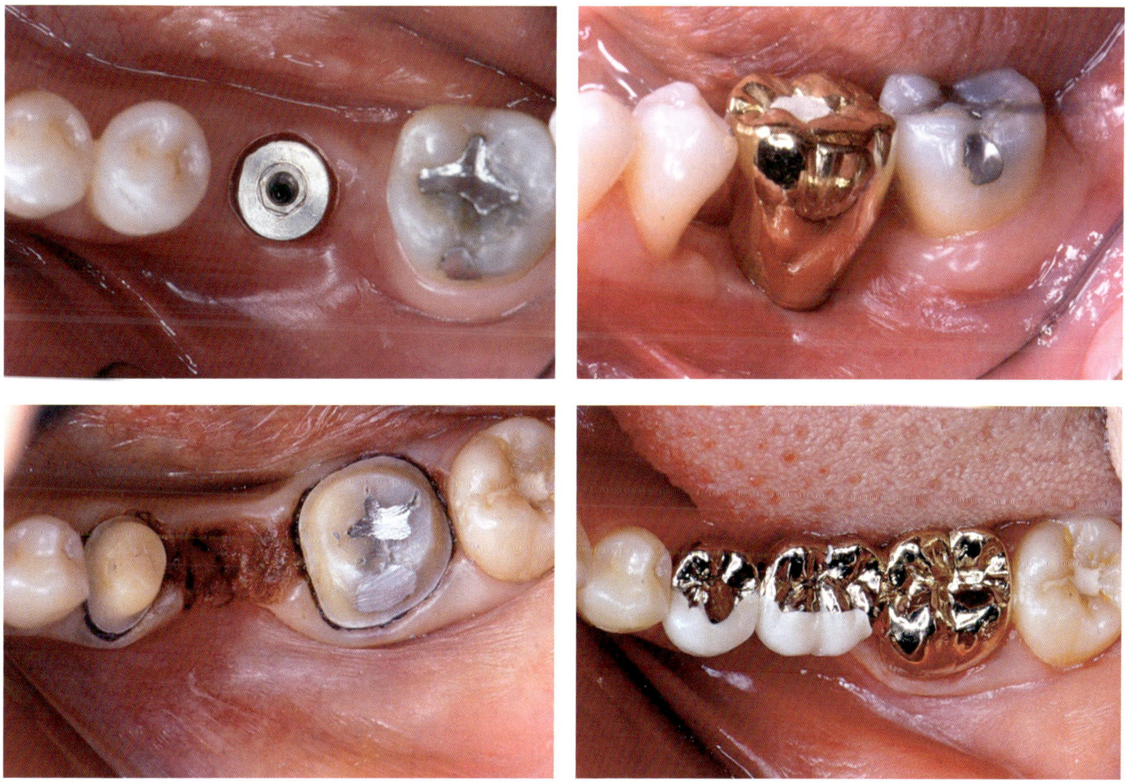

하악 구치부에 하나씩의 치아가 상실 시 임플란트를 하나 식립해서 보철물을 완성 한 경우와 인접 치아를 삭제해서 브릿지를 해 준 경우입니다.

기존의 브릿지는 치아를 삭제해야 하고 보철물도 7~8년마다 교체를 해 줘야 하지만 임플란트 치료는 주변 치아를 삭제할 필요가 없을 뿐더러 더 오래 쓸 수 있다는 장점이 있습니다. 큰 장점에 해당한다고 말씀 드릴 수 있겠습니다.

또한 임플란트는 턱뼈의 흡수를 방지하는데 음식물 씹는 힘이 턱뼈에 적절한 자극을 전달하여 생리적인 치조골 흡수를 방지합니다.

2) 자연치아와 비슷한 교합력을 가질 수 있어서 음식 저작 능력이 개선됩니다.

3) 임플란트는 관리를 잘 하면 오랫동안 사용할 수 있습니다.

보통 보철물의 수명이 7~8년 정도인데 임플란트의 경우 수술 시 환자의 치조골 상태, 구강청결 유지, 혹은 상, 하악에 따라서 차이가 있기는 하지만 일반적으로 일반 보철물보다는 상당히 오래 쓸 수 있는 것으로 알려져 있습니다. 치료 후의 주의사항과 관리 요령을 잘 지키는 것이 무엇보다 중요합니다.

4) 발음이 자연스럽습니다.

틀니를 하신 환자분은 말을 할 때 틀니가 떨어지고 불편하고 어색한 반면, 임플란트는 턱뼈에 고정되어 있어서 자연스럽게 발음이 됩니다.

5) 임플란트는 치조골이 흡수되는 것을 방지합니다.

치아가 상실되면 치조골의 흡수가 서서히 일어나게 됩니다. 그러나 임플란트를 치조골에 심으면 음식 저작 시 힘이 전달되어서 생리적인 반응을 함으로써 치조골의 형태와 기능이 어느 정도 유지됩니다.

6) 음식 맛을 느낄 수 있습니다.

임플란트는 음식을 자연치 처럼 느낄 수 있고 음식 맛을 비교적 잘 느낄 수 있습니다.

7) 심미성이 우수합니다.

치조골의 흡수가 많거나 잇몸의 퇴축이 심한 경우는 예외이지만, 다른 보철물에 비해서 심미적으로 우수합니다.

8) 임플란트는 충치가 생기지 않습니다.

임플란트는 금속이므로 충치가 생길 수 없으나, 임플란트 주위를 청결히 유지하지 않을 경우 세균이 번식해서 치조골의 흡수를 유발할 수 있으므로 구강 청결을 잘 해야 합니다.

9) 임플란트는 번거롭지 않습니다.

틀니의 경우 여러 구조로 인해서 위화감이 있지만, 임플란트는 치조골 속에 고정되어 있는 것이므로 위화감이 없습니다.

제일 후방 치아가 상실되어도 임플란트로 수복을 해 줄 수 있는 큰 장점이 있습니다.

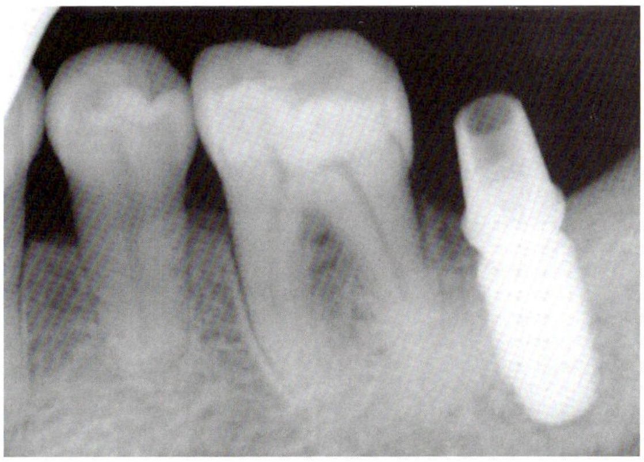

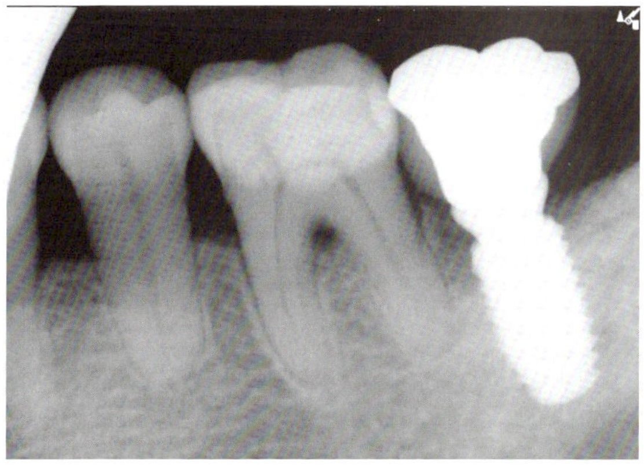

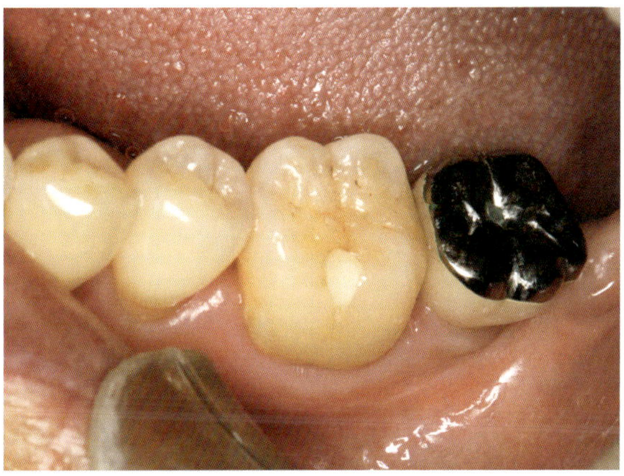

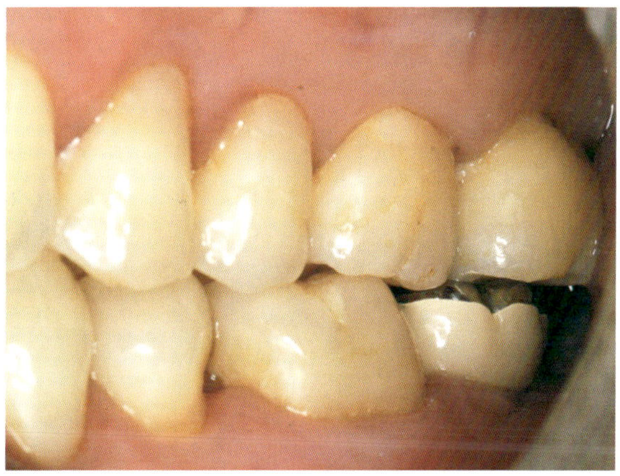

제일 후방에 위치한 치아는 브릿지도 할 수 없는데 임플란트 덕분에 임플란트를 식립하고 보철물을 할 수 있게 되었습니다.

65세 이상되신 환자분의 보험 임플란트는 도재금속관만 보험이 적용되고, 상악이 자연치였기 때문에 포셀레인의 파절을 방지하기 위해서 교합면을 금속으로 제작하였습니다.

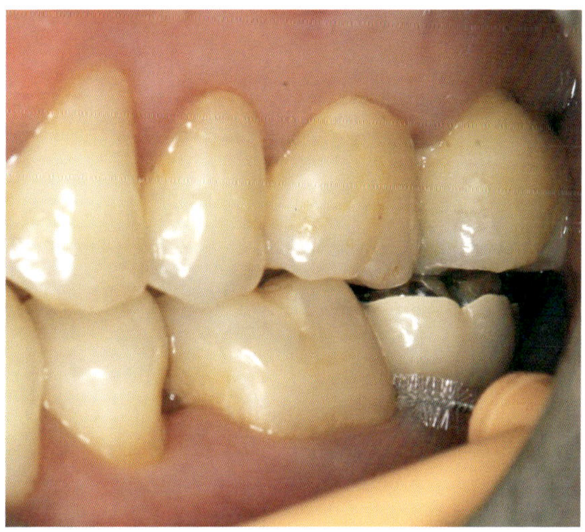

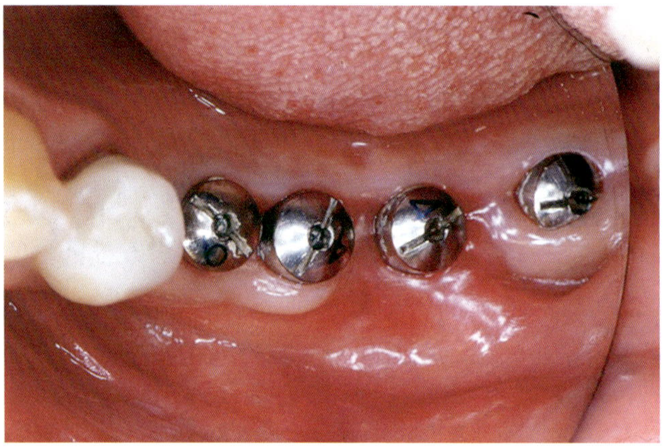

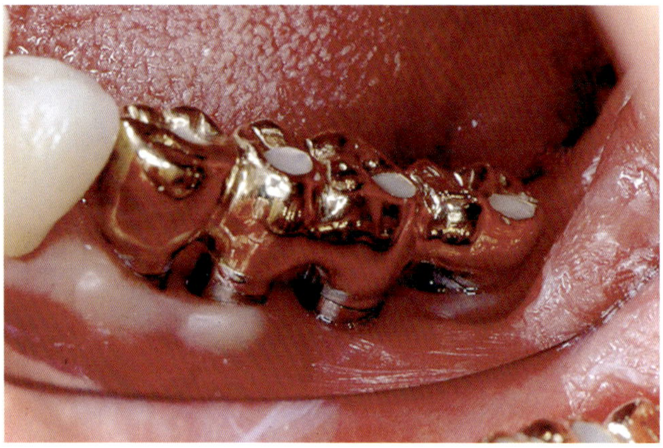

하악 구치부에 여러개의 치아가 상실 시 임플란트가 나오기 전에는 부분틀니를 해야 했지만 현재는 임플란트 덕분에 임플란트를 식립해서 골유착 기간을 거친 후 편한 보철물을 사용할 수 있게 되었습니다.

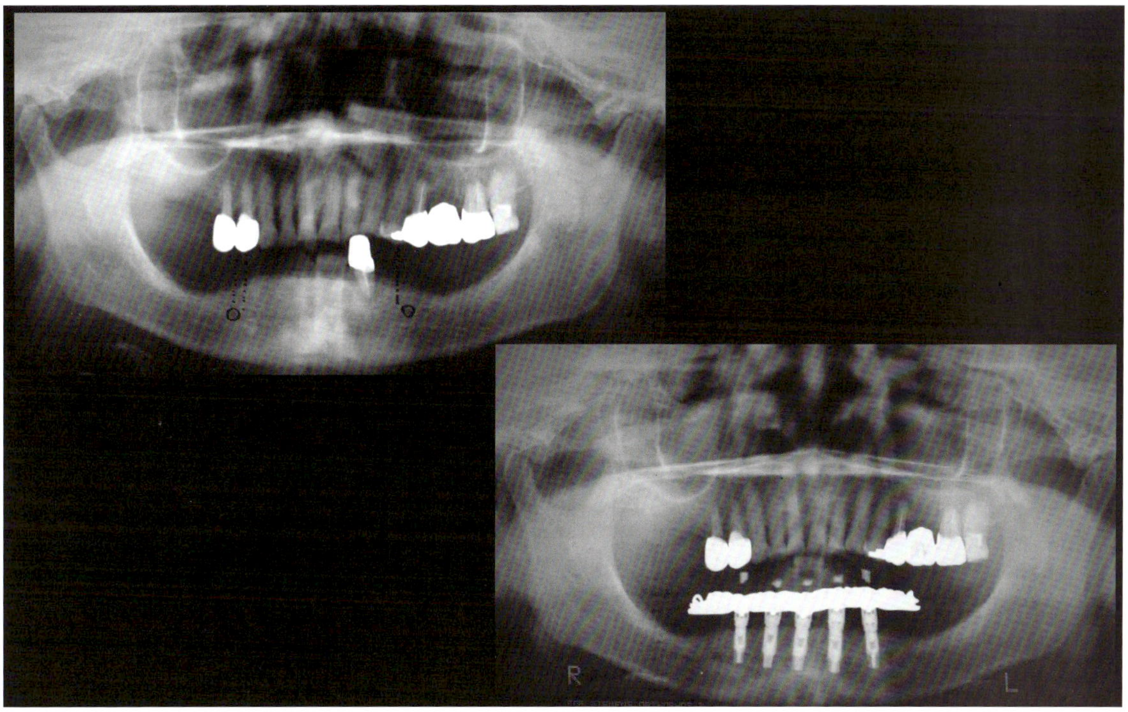

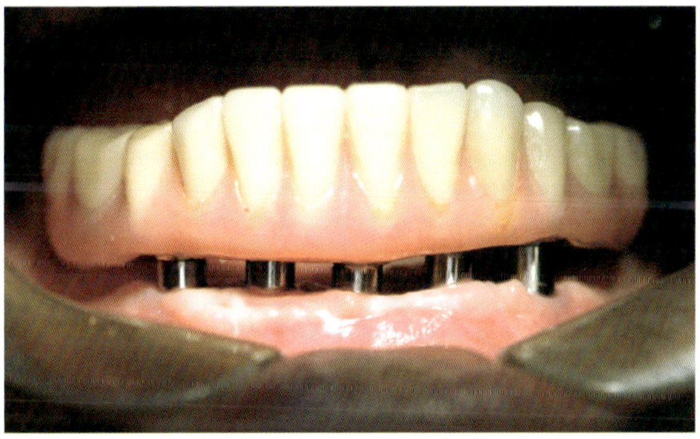

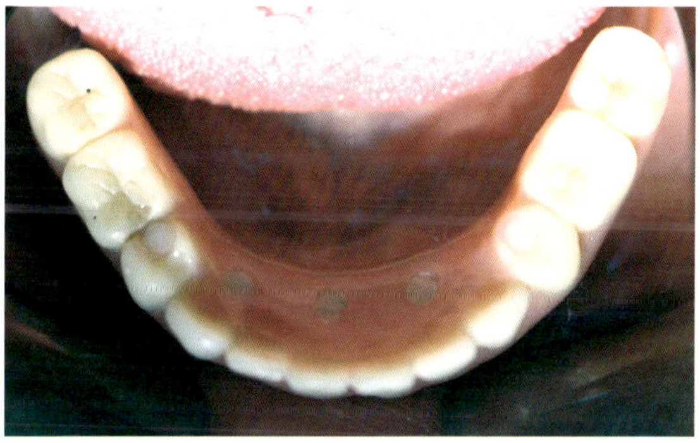

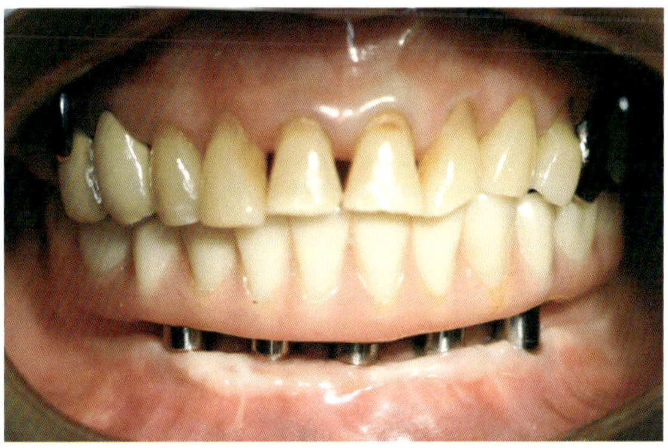

싱악 구치부에 부분틀니를 하고 있었고 하악에는 치아가 하나 남았는데 심한 치주염으로 발치를 하기로 했습니다. 상악에 부분틀니를 뺐다 꼈다 하면서 불편을 많이 느꼈고 식사 중에 틀니가 빠져 동반자들에게 불쾌감을 준 경험을 여러번 하고 틀니로 말미암아 잇몸에 상처가 자주 생긴다고 하악은 꼭 고정식 보철물을 하기 원했습니다.

하악에 잔존 치조골이 많지 않아서 다섯개의 임플란트를 심어서 임플란트가 유지하고 지지하는 고정식 보철물을 해 주었는데 환자분의 만족도는 상상 이상이었습니다. 이 처럼 임플란트는 틀니를 대체할 수 있는 큰 장점을 가지고 있습니다.

10. 임플란트의 단점

1) 임플란트는 치료 기간이 길다.

일반적으로 임플란트를 심어 놓고 기다리는 기간이 상악은 대략 4-5개월, 하악은 2-3개월이 필요하여 다른 보철치료에 비해 긴 편입니다.

2) 치조골 이식술이 필요한 경우가 있습니다.

치아가 빠진 지 오래 되거나 치주질환이 심해서 발치를 한 경우 치조골이 부족한 경우가 많은데, 이때 뼈를 보강해 줍니다. 특히 상악의 경우 상악동으로 인해서 치조골이 충분치 않을 때, 상악동 거상술 후 뼈를 이식해 주는 경우가 많습니다.

3) 임플란트는 실패할 가능성이 있습니다.

임플란트를 심어서 다 성공하는 것은 아닙니다. 여러 가지 이유로 골유착이 실패하는 경우가 있습니다. 그런 경우 기다렸다가 다시 임플란트를 식립하는 경우도 있습니다.

흡연 환자나 당뇨, 간 질환 등을 잘 조절하지 않으면 임플란트 주위에 염증이 생겨 치조골 흡수가 심하게 나타날 수 있습니다.

4) 임플란트는 세균 감염에 약합니다.

임플란트와 잇몸의 경계 부위에 염증이 생기면 급속히 퍼져 치조골 흡수를 동반해서 임플란트를 제거하는 일이 생길 수도 있습니다.

5) 임플란트는 치주인대가 없습니다.

치아는 치주인대가 있어서 압력을 감지함과 동시에 압력을 흡수하므로 치아에 힘이 직접 전달되지 않아 큰 힘이 가해져도 망가지는 일이 드뭅니다. 그러나 임플란트는 이러한 기능이 없습니다.

상악 제2대구치가 상실되었는데 많은 케이스에서 상악동이 아래로 내려와서 상악동 거상과 골이식 후 임플란트를 식립하는 경우가 많습니다. 상악 구치부에 잔존 치조골이 충분한 경우도 있지만 많은 케이스에서 잔존 치조골이 제한적이어서 추가적인 수술이 필요한 점은 임플란트 치료 시 단점이라고 할 수 있습니다. 상악동 거상과 골이식 후 임플란트를 식립 시 수술 시간이 더 소요되며 수술 부위가 부어서 환자가 불편한 경우도 있습니다.

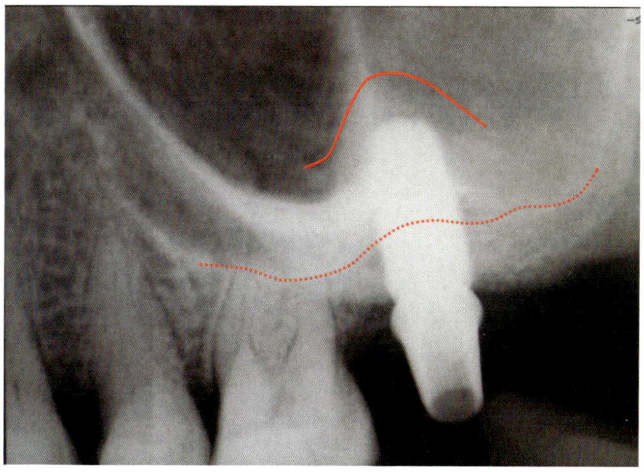

상악 어금니에서 점선까지 상악동 막이 내려온 경우 막을 실선까지 거상 후 골이식재를 넣은 후 임플란트를 식립했습니다.

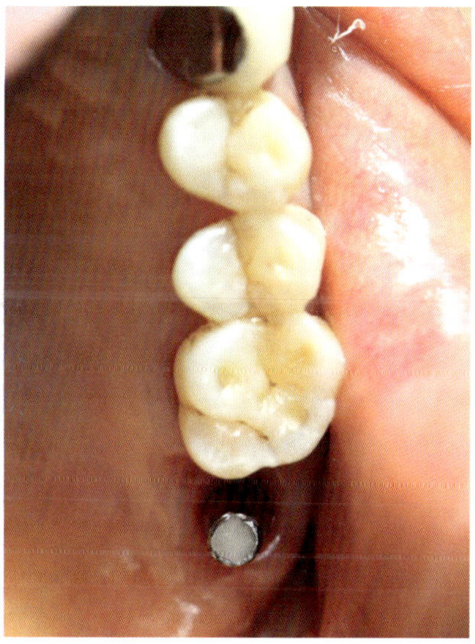

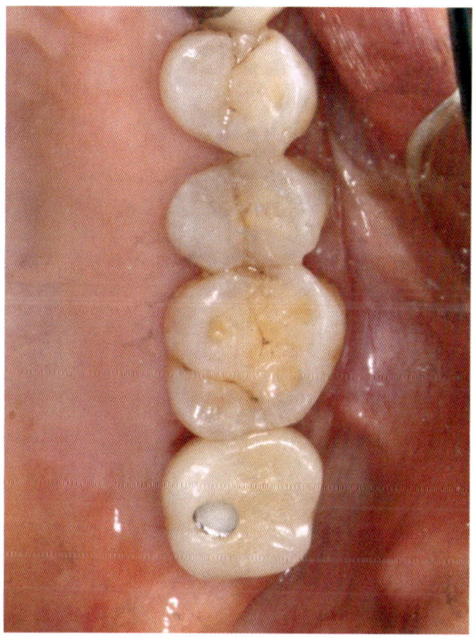

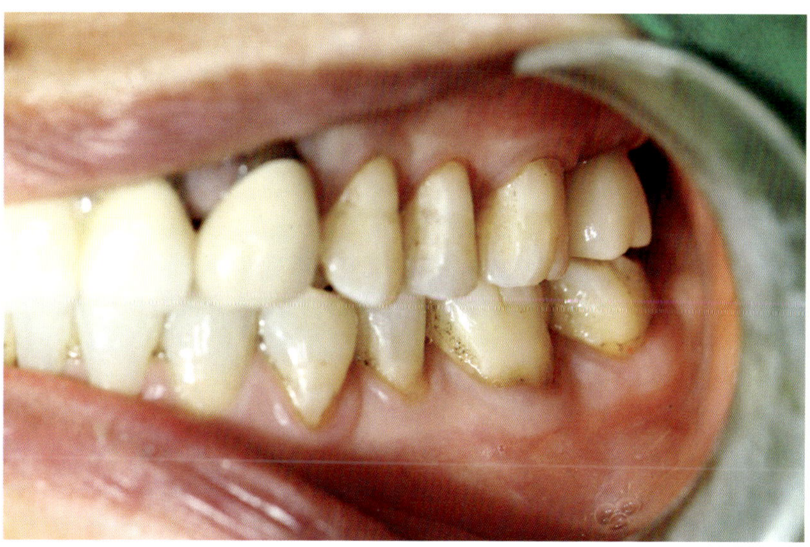

11. 임플란트 수술 전 주의 사항

1) 본인이 복용 중인 약은 꼭 치과의사 선생님과 상담 중에 이야기를 하셔야 합니다.

- 혈전용해제 또는 혈액 순환제 같은 아스피린이나 쿠오마딘, 와파린 등의 약물 복용 시 담당의와 상의 후 중단이 가능하다면 수술 전 5일간 중단 후 수술에 임해야 합니다.
- 골다공증 약을 복용하시는 경우 치과의사 선생님께 말씀을 드려서 부작용이 없도록 해야 합니다.

2) 수술 전에 식사를 든든하게 하고 오셔야 합니다. 수술 후에는 장시간 지혈을 시키기 위해서 거즈를 물고 계셔야 하기 때문에 식사를 하실 수 없습니다.

3) 당뇨와 고혈압 환자분들은 술전에 잘 조절을 하고 오셔야 합니다. 심리적인 안정을 취하기 위해 수술 30분 전에 치과에 도착하도록 하는 것이 좋습니다.

4) 수술 중간에 X-ray 촬영을 하는 경우가 있는데 귀걸이나 목걸이는 X-ray 촬영에 방해가 되므로 집에 두고 오시는 것이 좋습니다.

5) 수술 시 소독을 하므로 남자 환자분은 면도를 해 주시고 여자 환자분은 가급적 립스틱을 포함한 화장을 자제하시는 것이 좋습니다.

6) 수술 전에는 흡연과 음주를 삼가해 주시고 충분한 수면 후 내원해 주시기 바랍니다.

12. 심장판막질환과 세균성 심내막염

승모판 결함과 인공심장판막과 선천성 또는 후천성 판막질환과 격막결함을 가진 환자는 심내막염을 예방하기 위해서 치과 처치를 받거나 임플란트 수술을 받기 2시간 전에 아목시실린 2.0 g을 경구 투여하며 페니실린 알러지가 있는 경우는 클린다마이신 600 mg을 경구 투여합니다.

일반적으로 심내막염의 위험을 가진 환자는 임플란트 시술을 피하는 것이 좋으며 심내막염을 이미 앓었던 환자나 재발한 환자는 임플란트 시술을 하지 않는 것이 좋습니다.

13. 혈전용해제와 임플란트 수술

환자의 전신 질환은 치과 영역의 치료와 매우 밀접한 관련이 있습니다. 따라서 임플란트를 포함한 대부분의 치과 수술 시에 환자는 과거 병력과 현재 복용하고 있는 약을 치과의사에게 정확하게 알려주는 것이 매우 중요합니다.

순환기 질환은 크게 혈관과 심장 질환으로 말할 수 있습니다.

이해하기 쉽도록 혈관 질환을 살펴보면 심장으로 들어가는 혈관이 좁아지거나 막혀서 생기는 협심증이나 심근경색증이 있고, 고혈압 또한 혈관 질환으로 분류할 수 있겠습니다.

심장 질환은 심장 내의 밸브가 문제가 되었거나 선천적인 심장 기형 등을 가지고 있는 경우라고 하겠습니다.

치과에서 임플란트 수술 시 고려 사항이 많지만, 특히 혈압과 과출혈 가능성 등을 체크하게 됩니다.

1) 고혈압

WHO 진단 기준에 따르면 정상 혈압은 동맥 혈압이 120/80 mmHg이고, 고혈압은 140/90 mmHg 이상인 경우를 말합니다. 혈압이 조절되고 있는 환자의 경우라면 일반적인 치과 치료는 문제가 발생할 소지가 거의 없지만, 치과에 올 때만 혈압이 올라가는 긴장성 고혈압도 조절이 된 후 치과 치료를 해야 합니다.

평상 시 혈압이 잘 조절되고 있더라도 치과 치료로 인한 긴장, 스트레스로 인해 몸에서 카테콜라민(혈관수축제)이 분비되고 마취약 속에 들어있는 카테콜라민, 그 둘의 상호의 작용으로 극심한 고혈압 위기가 올 수 있습니다.

혈압이 180/110 mmHg를 넘을 때는 모든 치료를 중단하고 즉시 내과의사에게 검진을 받도록 합니다.

2) 협심증이나 심근경색증

협심증은 심장으로 들어가는 혈관이 좁아져서 심장에 혈액 공급이 잘 되지 않을 때 심장에 혈액 부족으로 오는 병입니다.

심근경색은 심장 혈관이 급성으로 막히는 경우 심장의 전체 또는 일부분에 산소와 영양 공급이 급격하게 줄어들어서 심장근육의 조직이나 세포가 죽는 (괴사) 경우를 말합니다.

협심증이나 심근경색증을 치료하기 위해서 스텐트를 삽입할 수 있는데 이 경우 스텐트에 혈전이 생겨서 혈관이 다시 막히는 상황을 예방하기 위하여 혈전용해제를 복용합니다.

3) 심장 부정맥

심장이 규칙적으로 뛰지 않는 경우 심장 부정맥이라고 하고 항부정맥제를 사용하거나 심장 박동기를 사용해서 심박을 조절 합니다.

| 혈전용해제 |

혈관, 심장 질환을 치료하기 위해서 혈전용해제를 사용하는데 우리가 포괄적으로 혈전 용해제라고 말하지만 그 복용하는 약의 성질이 모두 같은 것은 아닙니다. 기능이나 작용이 다르므로 수술 전 잠시 중단하는 시기와 기간이 다를 수 있고, 수술 후 출혈의 양상이 다르게 나타날 수 있습니다.

1) 항혈소판제제

혈액 기전에서 혈소판은 트라우마 직 후 즉시 피를 멈추게 합니다. 즉 아스피린 등의 항혈소판제는 이 혈소판의 기능을 방해하여 혈전 형성을 감소시키는 기전을 합니다.
수술 전에 적절한 기간동안 복용을 중단하였다면 수술 직 후 초기에 지혈이 되는 경우가 대부분입니다.
복용 중단은 대부분 5~7일 정도며 수술 후에는 다음 날 출혈이 없는 것을 확인하고 다시 복용하시면 됩니다.

2) 항응고제

와파린이나 합성 와파린(NOAC) 등의 항응고제는 혈액 응고 시스템 중의 몇몇 요소에 영향을 주어 혈액 응고를 지연시키는 작용을 합니디.

항응고제는 트라우마 후에 지연 출혈 양상을 가지고 있으며 일단 지혈이 되었더라도 심부 출혈로 인해 집에 가서 다시금 늦게 출혈이 되어 치료 후 지속적인 출혈을 일으킬 수도 있습니다.
항응고제 중단 기간은 수술 전 2~5일 정도며 예방 목적으로 복용하는 경우가 아니면 중단을 안 할 수도 있습니다.
항응고제는 수술 당일 저녁에 다시 복용합니다.

혈전 용해제를 중단할 수 있는 경우도 있고, 중단해서는 안 되는 경우도 있기 때문에 수술 전 담당의와 정확한 상담 후 혈전 용해제의 중단 여부와 기간을 결정해야 합니다.
또한 간이 안 좋을 경우에는 비장(spleen)이 비대해져 혈소판 수가 감소 될 수 있고 혈액 응고 기능에 손상이 있어 수술 후 출혈 위험이 높으므로 간이 좋지 않을 경우에도 담당 의사와 상담을 하셔야 합니다.

14. 골다공증과 임플란트 수술

뼈는 성장이 멈춰있는 조직이 아니라 일생 동안 지속적으로 생성과 성장, 흡수의 과정을 반복하며 변하는 장기입니다. 골다공증은 뼈의 강도가 약해져서 쉽게 골절되는 골격계 질환입니다.

뼈의 강도는 뼈의 질과 양에 의해 결정되는데 뼈의 질은 뼈의 구조, 교체되는 비율, 무기질화에 따라 영향을 받고, 연령이 증가함에 따라 뼈의 양은 점차 줄어 들게 됩니다.

여러 가지 테스트를 거쳐 골다공증으로 진단이 되면 골다공증을 치료하게 되는데 골다공증 치료 약은 기전에 따라 골흡수 억제제, 골형성 촉진제 등으로 대별할 수 있습니다.

| 치료 약물의 종류 |

1) 골흡수 억제제 (뼈의 파괴를 감소시키는 약제, 예방 약제)

(1) 비스포스포네이트: 골다공증 치료제로 오랫동안 많이 사용 되고 있는 약입니다.

- 경구약은 약 종류에 따라 하루에 한 번 혹은 1주일에 한 번, 1개월에 한 번 복용합니다.
- 주사제는 약 종류에 따라서 3개월에 한 번, 혹은 1년에 한 번 혈관 주사로 맞습니다.

(2) 데노수멥: 파골 세포 활동을 저하시키는 작용을 하는 것은 비스포스포네이트와 같으나 작용 기전이 다르며 6개월에 1회 피하로 주사합니다.
주사한 후 4~6개월 사이에는 통상적인 치과 치료가 가능하다고 합니다.

2) 골형성 촉진제 (뼈의 생성을 증가시키는 약제)

테리파라타이드는 조골세포를 활성화시키는 골다공증 약으로 새로운 뼈를 생성하고 뼈의 골조를 복원시켜 골절을 감소시키게 됩니다. 골다공증약 복용시에도 적극적인 치과 치료를 할 수 있습니다.

단지 테리파라타이드는 골육종이 생겼다는 보고가 있어 장기간(최대 24개월) 사용하지 않는 약으로 보고 되어 있습니다.

발치나 임플란트 수술을 할 때 골다공증 약을 복용하고 있는 환자에게 특히 주의를 기울이는 이유는 약과 관련되어 드물게 나타나는 골 괴사가 보고 되었기 때문입니다.

약물 투여 기간이 4년 이하라면 휴약기(drug holiday)를 거치지 않고, 4년 이상이라면 2개월 동안 골다공증 약을 중단합니다.

약물 투여 기간이 4년 이하일지라도 스테로이드나 혈관 형성 억제제를 같이 투여 받고 있는 중이라면 휴약기를 2개월 가져야 합니다.

골괴사는 발생 후 처치보다 예방이 훨씬 더 중요하기 때문입니다.

※ 결론적으로 모든 골다공증 약이 항상 골 괴사를 유도하는 것이 아니며 골 괴사가 보고된 케이스는 아주 드물고 약에 따라서 오히려 도움이 되는 경우도 있으므로 담당의사와 상담하여 적절한 처치 후 치과 치료를 받도록 해야 합니다.

15. 당뇨병과 임플란트 수술

당뇨는 인슐린의 분비량이 부족하거나 정상적인 기능이 이루어지지 않는 대사 질환의 일종으로 혈중 포도당 농도가 높은 것이 특징입니다. 고혈당으로 인하여 여러 증상 및 징후를 일으키고 소변에 포도당을 배출하게 됩니다.

당뇨의 기준은 공복 혈당(8시간 이상 공복 혈당 시 혈장 포도당) 126 mg/dl 이상, 경구 포도당 부하 검사(포도당 섭취 2시간 후 혈당) 200 mg/dl, 당화 혈색소 검사 등이 있습니다.

당화 혈색소는 2~3개월 동안 적혈구에 붙어 있는 헤모글로빈과 포도당을 측정하여 당 수치를 반영하는 것으로 정상 5.4 (6이하)이고 6.5 이상을 당뇨로 진단합니다.

당뇨가 있는 환자분들은 창상 치유가 지연되고 감염의 위험이 높으며 항혈소판제를 같이 투여하는 경우가 많이 있기 때문에 수술 후 감염 방지와 출혈에 대한 대비를 해야 합니다.

다수의 발치나 많은 임플란트 식립 시 스트레스 증가로 고혈당이 초래 될 수도 있기 때문에 스트레스를 최대한 낮추는 시술과 당뇨 조절에 힘을 써야 합니다.

16. 수술 후 주의 사항

1) 과격한 운동이나 뜨거운 물로 사우나 하는 것을 피하시고 충분한 휴식과 수면을 취하도록 합니다.

2) 상악동은 상악 구치 부위의 공기 주머니인데 뼈가 부족해서 뼈 이식을 동반하는 경우가 많습니다. 코를 풀 때 안쪽으로 압력이 발생하기 때문에 코를 세게 풀지 마시고, 재채기 시 입을 벌리고 재채기를 하고 빨대 사용과 흡연도 피해야 합니다. 압력이 발생해서 지혈이 잘 안 되기 때문입니다.

3) 수술 부위는 부어 오를 수 있기 때문에 얼음팩으로 냉찜질을 해 주는데 15분 간격으로 대었다 떼기를 반복 해 줍니다. 냉찜질을 하면 혈관이 수축되고 지혈이 잘 됩니다.
하루 이틀 냉찜질을 합니다.

4) 환자 중에 피떡을 건드리고 떼려고 하는 환자들이 있는데 자꾸 건들면 상처 치유가 지연되고 출혈이 계속됩니다. 건들지 마시고 지혈이 될 때까지 거즈로 압박 지혈을 해야 합니다.

5) 피가 3~4일 묻어 나는 것은 정상입니다. 미세혈관에 멍이 드는 것은 정상이고 대개 1~2주일 후에는 거의 사라집니다. 부종이 너무 심할 때는 내원하셔서 치료를 받도록 하십시오.

6) 수술 후 술을 마시면 혈관이 확장되어 지혈도 안 되고 상처 치유도 잘 안 되며, 염증이 생겨서 임플란트 수술이 실패할 수 있기 때문에 3주 정도는 금주하는 것이 좋습니다. 수술 후에 흡연은 음압을 발생시켜 독소를 발생해서 상처 치유를 더디게 해 주기 때문에 금연하시는 것이 좋습니다.

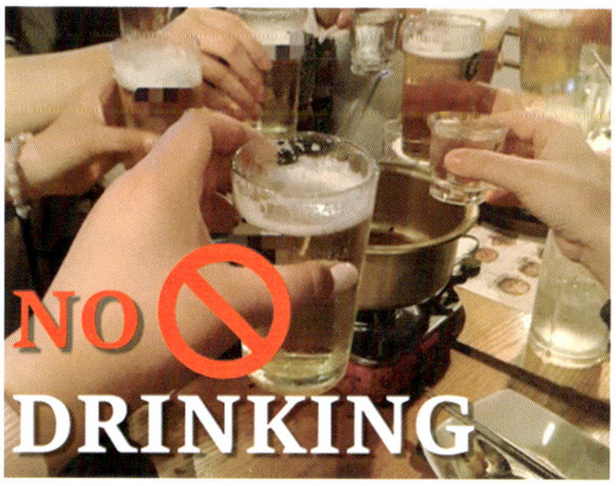

7) 치과에서 처방해 준 항생제와 소염 진통제를 꼭 복용하셔서 감염을 예방하시고 동통을 완화하시기 바랍니다. 필요 시 치과에서 소독을 받으실 수도 있습니다.

17. 수술 시 치유지대주를 연결

임플란트 수술 시 덮개(cover screw) 대신에 직접 치유지대주(healing abutment)를 연결시 무리한 힘이 가해지면 골형성 세포가 아닌 섬유 형성 세포가 발생해서 임플란트 주변에 단단한 뼈 대신 부드러운 연조직이 채워지게 됩니다. 이렇게 되면 임플란트가 고정이 안 되고 빠지는 경우가 있지요. 골유착이 될 때까지는 무리한 힘이 가해져서는 안 됩니다.

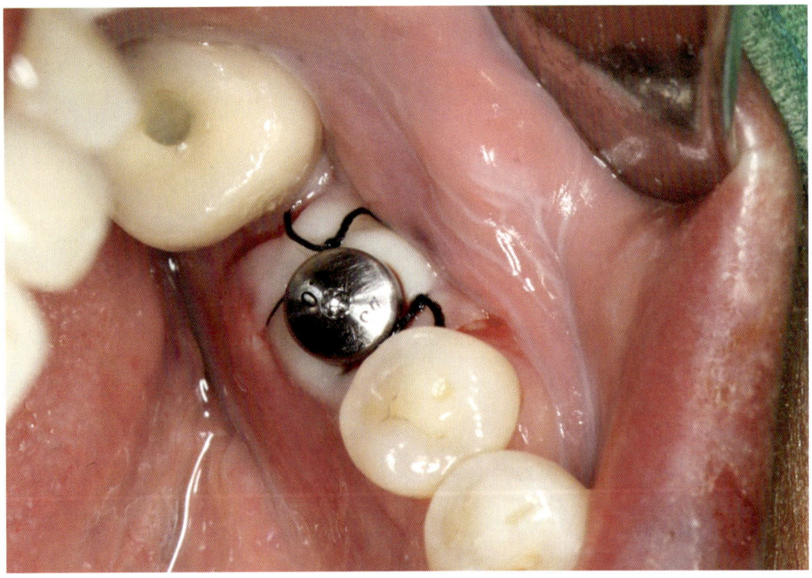

18. 임플란트 수술 후 나타날 수 있는 부작용들

- 수술 부위가 많이 부어 오를 수도 있으며 얼음 주머니 등을 이용해서 부종을 조절합니다. 얼음 주머니를 수건으로 싸서 약 15분간 수술부위에 대었다가 10분간 떼는 것을 반복하며 수술 후 이틀 정도까지는 얼음 찜질을 해 주는 것이 좋습니다.

- 출혈이 계속되는 경우, 거즈를 잘 물고 있고 심한 경우 치과에 내원합니다. 일반적으로 수술 후 5시간 정도까지는 약간의 출혈이 있을 수 있고 길게는 48시간까지도 약간의 출혈이 있을 수 있습니다. 이것은 정상적인 반응이므로 걱정하지 않아도 됩니다.
  출혈이 있다고 입안을 자주 헹구면 출혈이 심해 질 수 있으므로 가급적 피하는 것이 좋습니다.

- 세균 감염과 통증 조절을 위해서 치과에서 처방해 준 약을 잘 복용합니다.

- 신경이 손상되어 감각이 마비 된 경우 담당의사와 즉시 상담하도록 합니다.

- 임플란트 위의 덮개(cover screw)나 치유지대주(healing abutment)가 움직이는 경우 담당의에게 가서 조치를 취하도록 합니다.

19. 수술 후 처방된 약 복용

세균 감염과 통증을 해소하기 위해서 처방되는데 반드시 복용해야 합니다.
공복에 먹는 것을 피하고 만약 위장 장애가 있다면 위 보호제를 함께 처방 받아서 복용하도록 합니다.

특정 약 성분에 부작용이 있는 환자나 다른 약물을 복용하고 있는 환자는 반드시 담당의에게 알려야 합니다.

특히 상악동 거상 수술을 했을 때 항히스타민제인 액티피드를 처방하는데 졸음 등의 부작용이 있기 때문에 복용 후 운전을 삼가하는 것이 좋습니다.

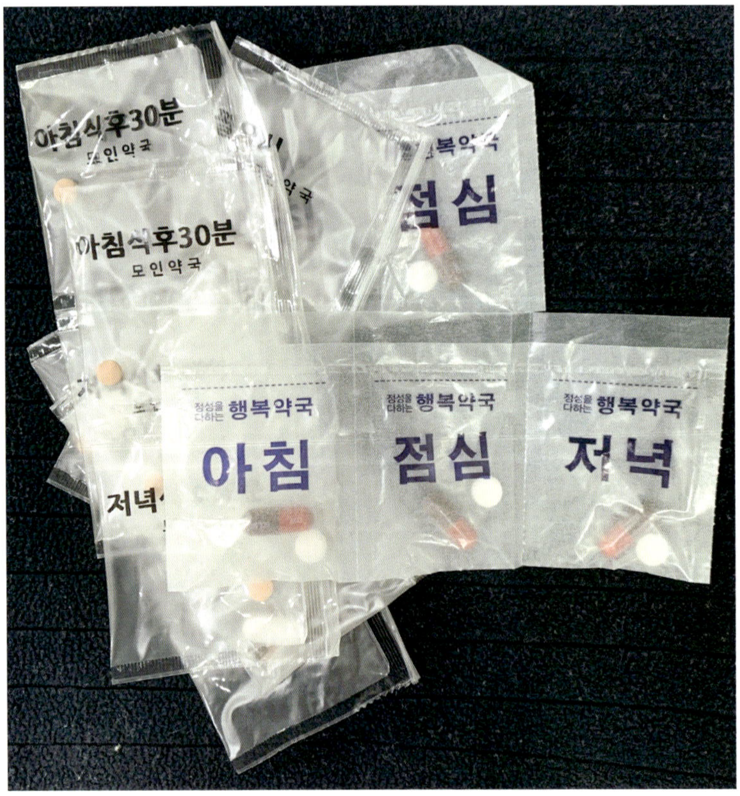

20. 수술과 칫솔질

수술 부위는 칫솔이 닿지 않게 주의해서 칫솔질을 하며 다른 부위는 평상시 처럼 칫솔질을 하면 됩니다.

식사 후에는 구강청정액으로 헹구어 주면 좋습니다.

실밥을 제거하고 나서 봉합 된 부위가 아물면 부드러운 치솔로 가볍게 닦아주면 좋습니다.

입속에는 세균이 많기 때문에 칫솔질을 소홀히 하게 되면 세균이 증식되어 수술 결과에도 악영향을 미칠 수가 있습니다.

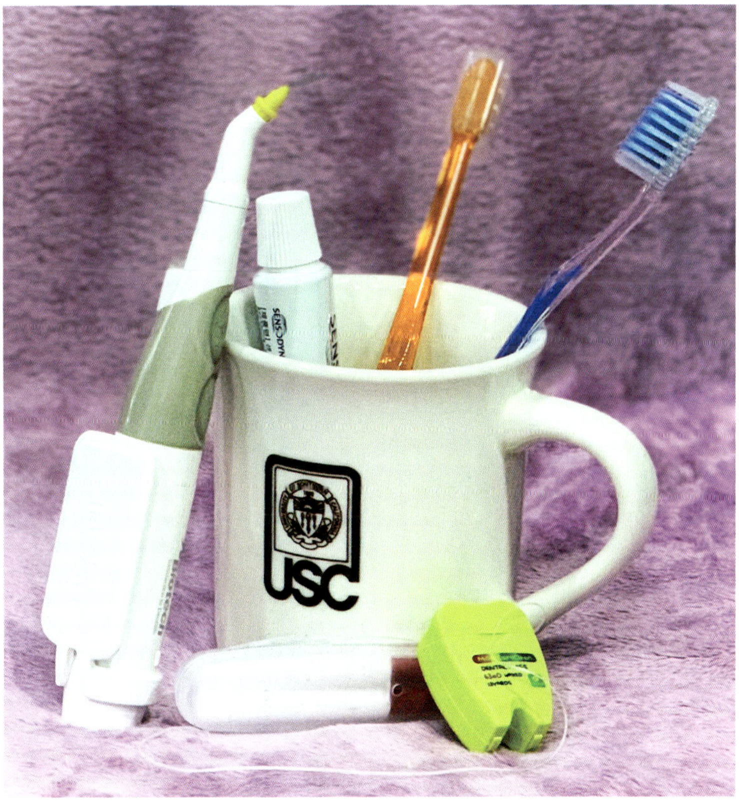

21. 수술과 금연

수술 후 담배를 피게 되면 담배 연기 속의 독소 물질이 혈액에 들어가 말초혈관을 수축시켜 수술 부위에 혈액 공급을 저하시킵니다.

혈액공급이 잘 안 되면 새로운 뼈의 형성을 방해하며 잇몸 뼈의 흡수도 진행 될 수 있습니다.

비흡연자와 잠시 흡연을 중단한 사람의 수술 성공률은 별 차이가 없는 것으로 나타났지만 담배를 끊는 것이 건강에 좋겠습니다.

금연 기간은 보통 수술 1주일 전부터 수술 후 8주 가량이 좋겠습니다.

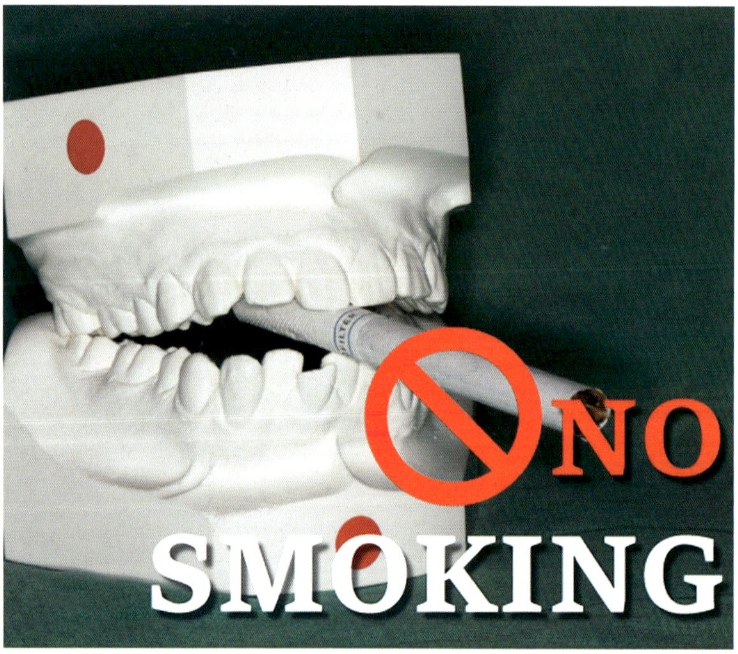

22. 임플란트와 이갈이

보철물을 장착 후 나이트 가드를 잠잘 때 끼고 자면 보철물의 파절을 막을 수도 있고 이갈이를 예방할 수도 있습니다. 특별히 임플란트 환자가 이갈이가 있을 경우는 나이트 가드가 아주 유용합니다.

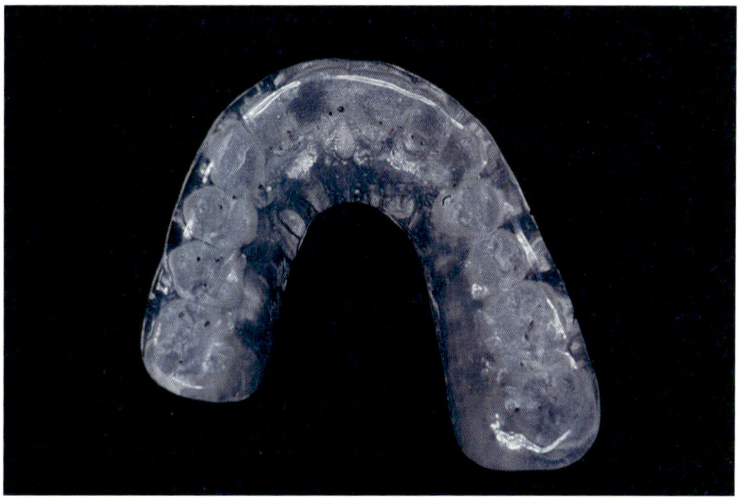

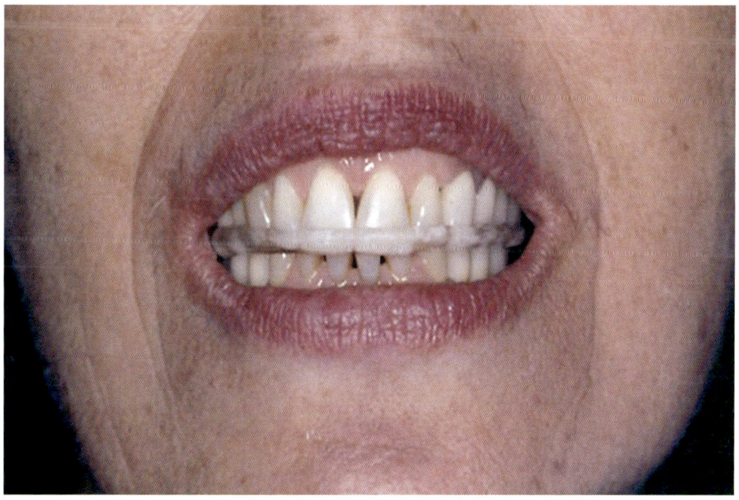

23. 전치부 임플란트 수복

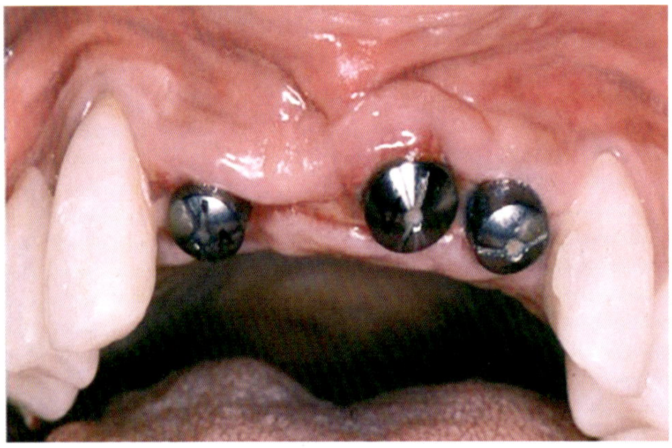

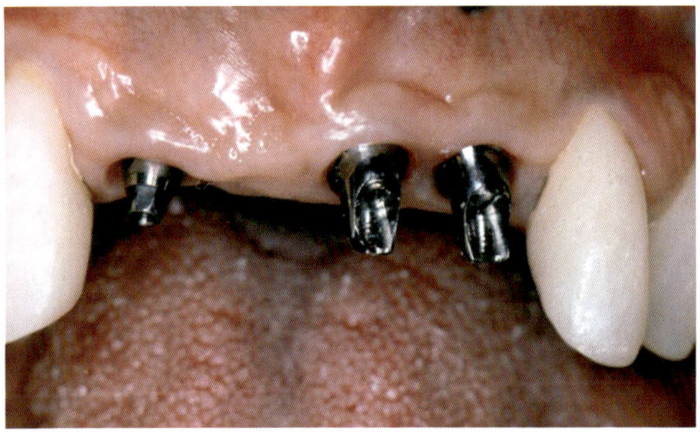

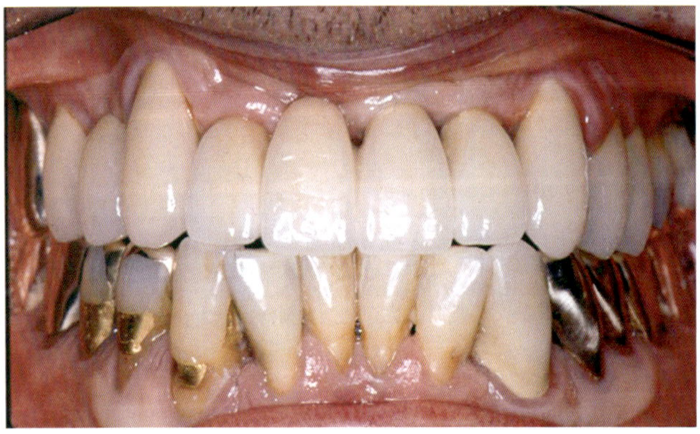

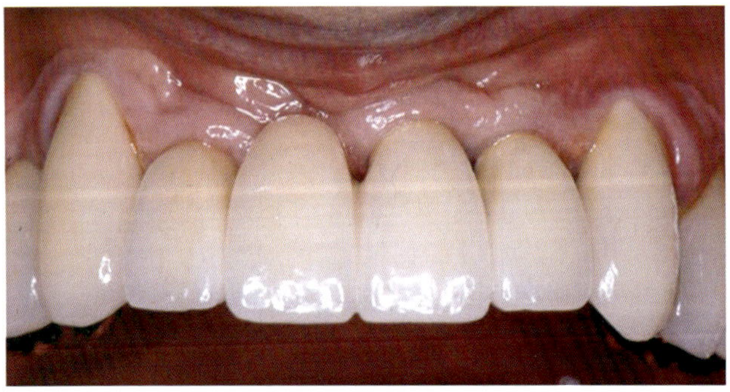

〈Case 1〉

상악 전치부에 네 개의 치아가 상실되어 세 개의 임플란트를 심은 후 보철물을 제작해서 장착했습니다.

임플란트를 식립함으로써 치조골의 흡수를 방지하며 인접 치아의 삭제가 필요 없지요. 이물감이 적고 관리만 잘 하고 환자의 건강 상태가 양호하다면 수명이 기존의 보철물보다 훨씬 길지요. 기존의 보철물은 여러 가지 이유로 7~8년마다 교체가 필요한 경우가 많지만 임플란트는 관리를 잘 하면 기존 보철물보다 오래 쓸 수 있는 장점이 있습니다.

〈Case 2〉

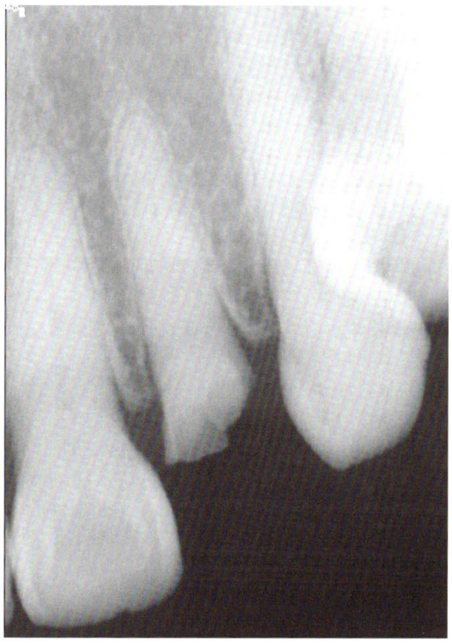

상악 측절치가 잇몸 하방으로 수직적으로 파절되어 발치 후 즉시 임플란트를 식립해서 골유착 후 임플란트 보철물을 제작해서 장착했습니다. 예전 같으면 부릿지를 해야 했지만 인접 치아의 치질 삭제 없이 보철을 할 수 있는 큰 장점이 있었구요. 상당히 자연스러운 외형을 보여줘서 환자도 만족하셨던 케이스였습니다.

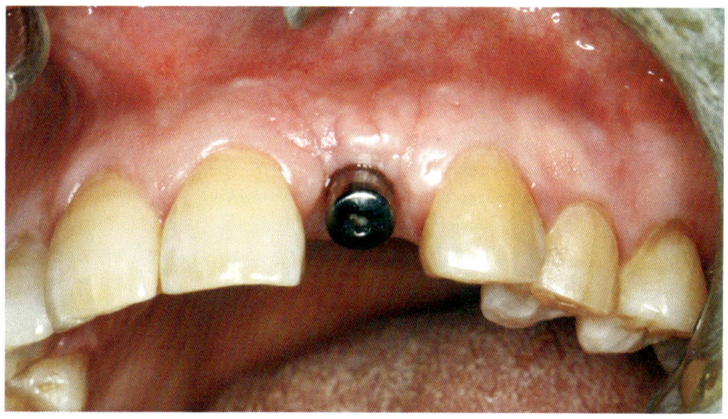

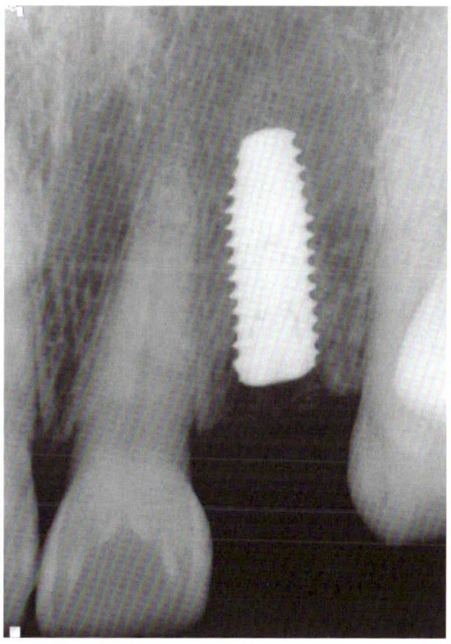

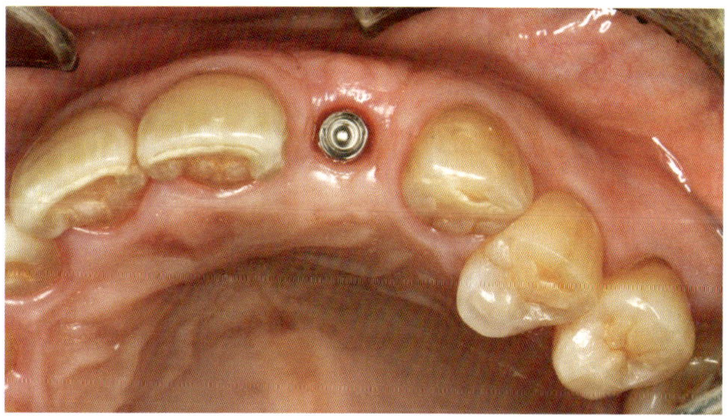

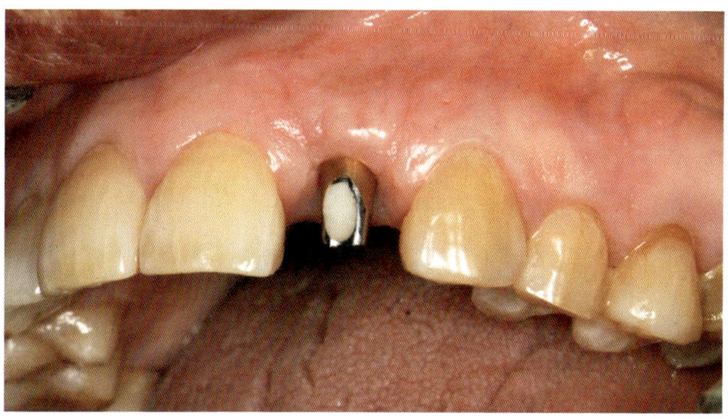

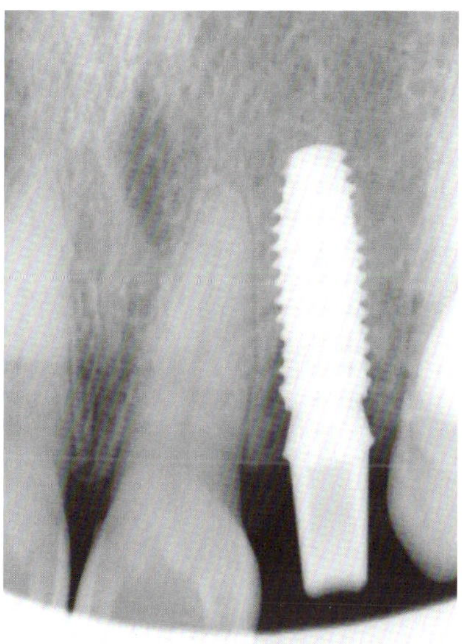

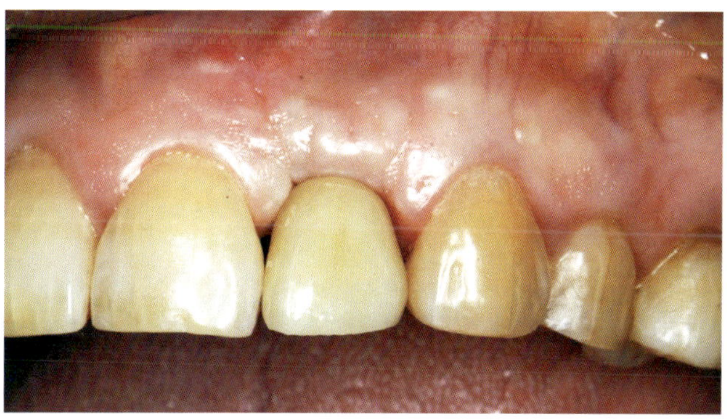

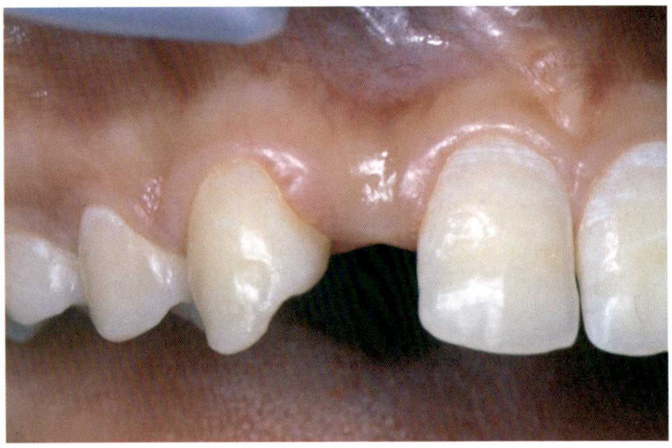

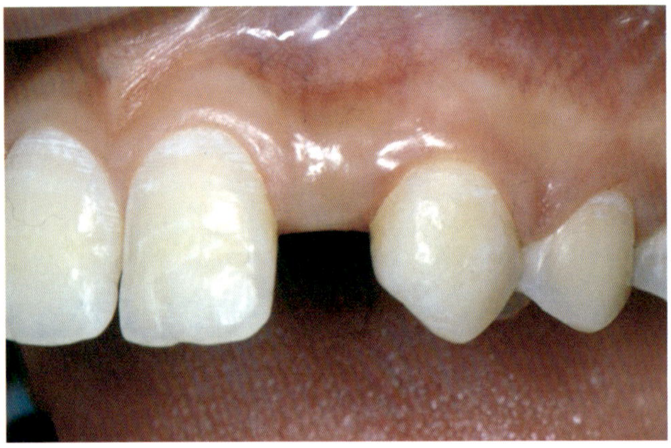

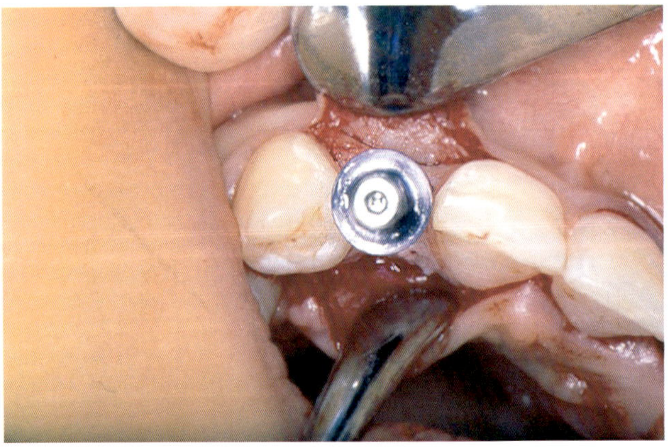

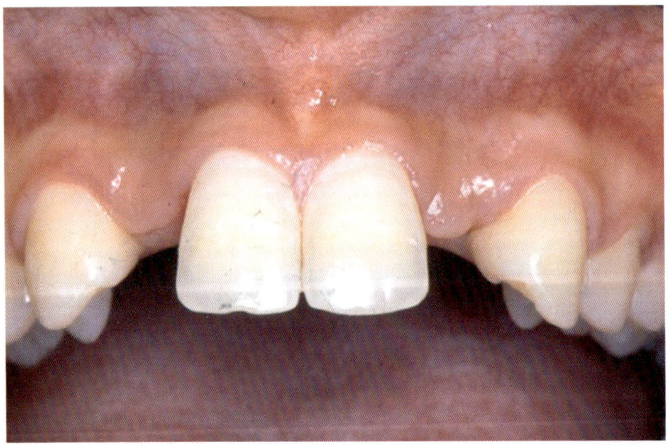

〈Case 3〉

상악 좌우 측절치가 선천적으로 결손된 여고생이었는데 제한 된 공간에 임플란트를 적절히 식립해서 심미적으로도 좋은 결과를 보여준 케이스입니다.

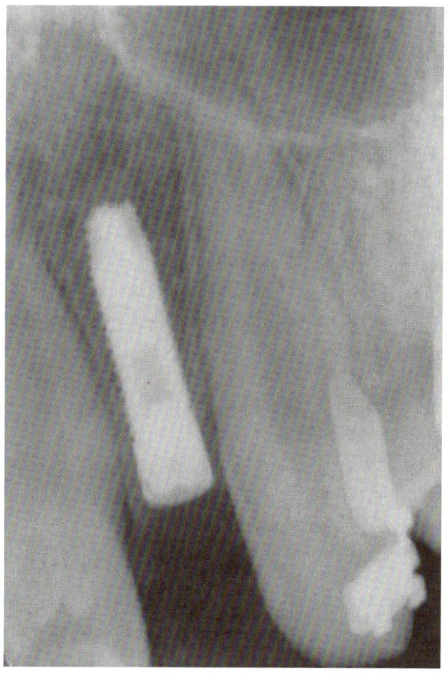

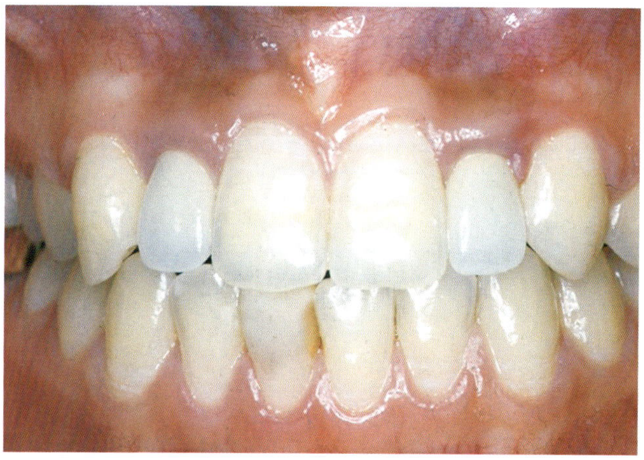

〈Case 4〉

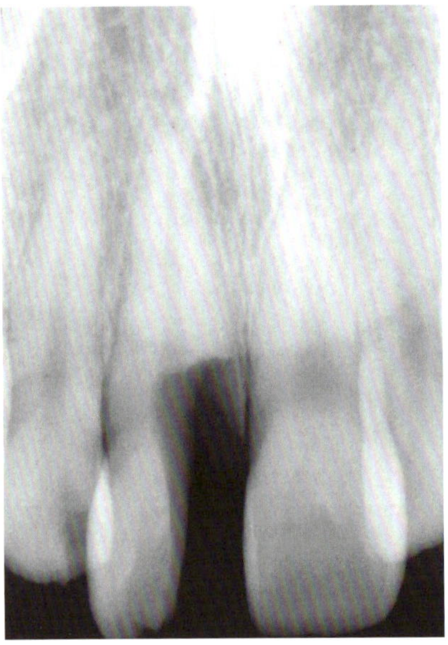

20세의 환자가 넘어져서 상악 중절치의 치근이 파절되어 있고 크랙이 아래까지 여러 갈래로 있어서 발치 후 즉시 임플란트를 식립했으며 남은 공간에는 이종골을 이식했습니다.

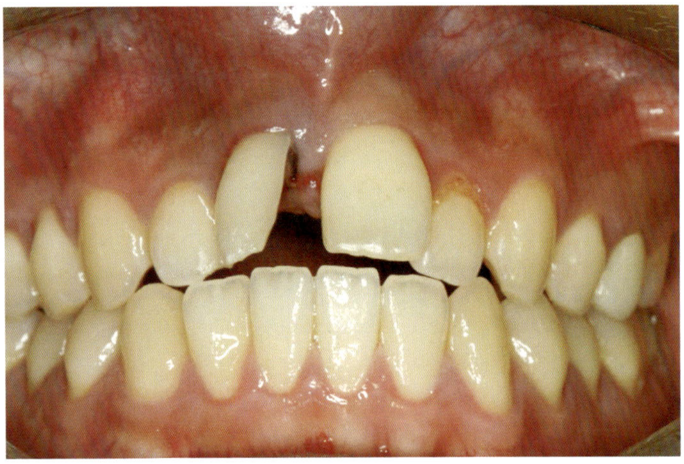

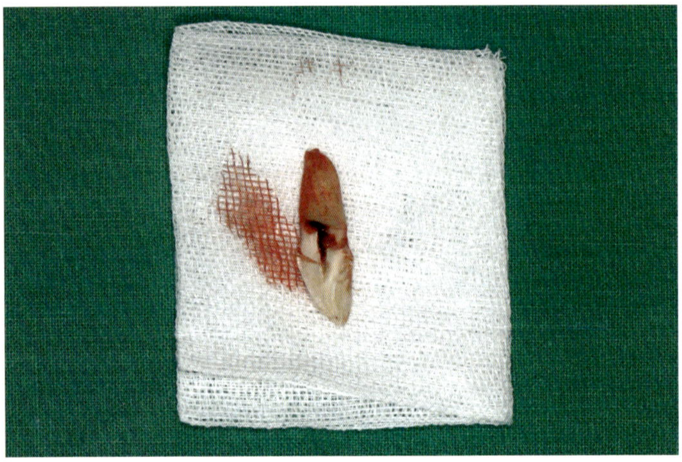

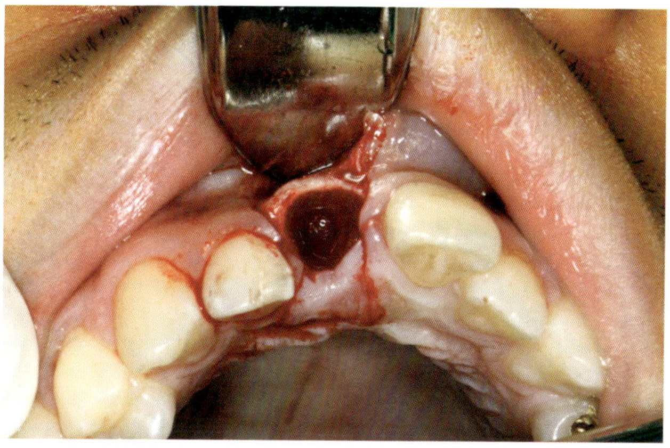

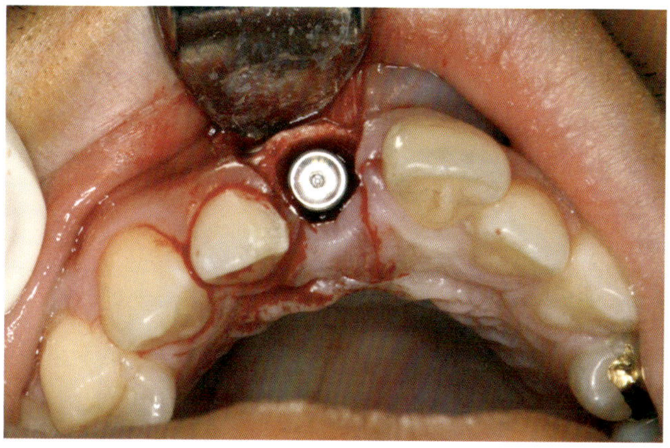

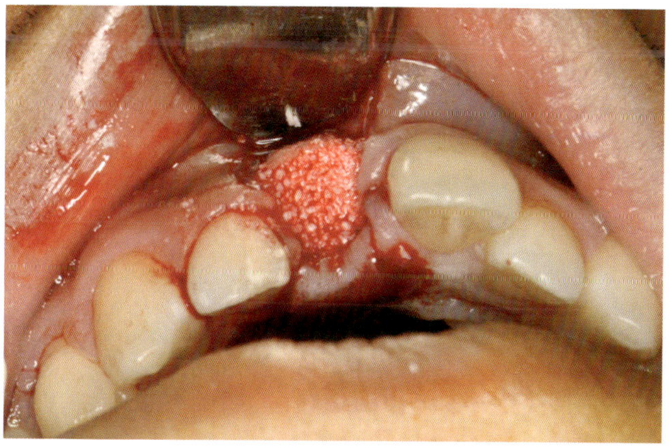

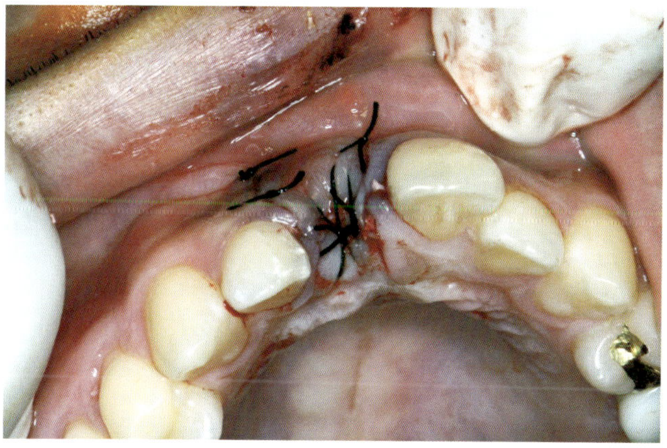

24. 구치부 임플란트 수복

〈Case 1〉

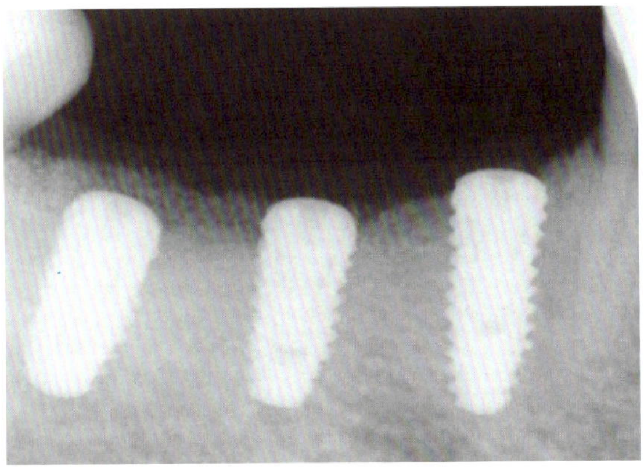

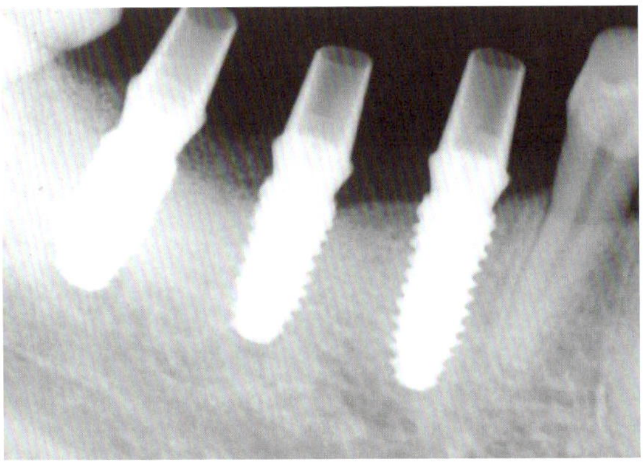

하악 구치부의 상실 부위를 임플란트 식립과 이종골 이식 후 골유착 기간을 거친 후 보철물을 장착했습니다. 구강 청결이 잘 유지 되도록 치간 칫솔을 잘 쓸 수 있는 치간 공극을 충분히 부여했습니다.

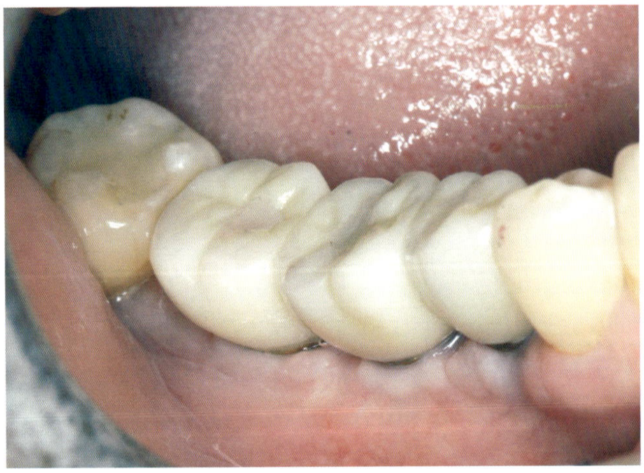

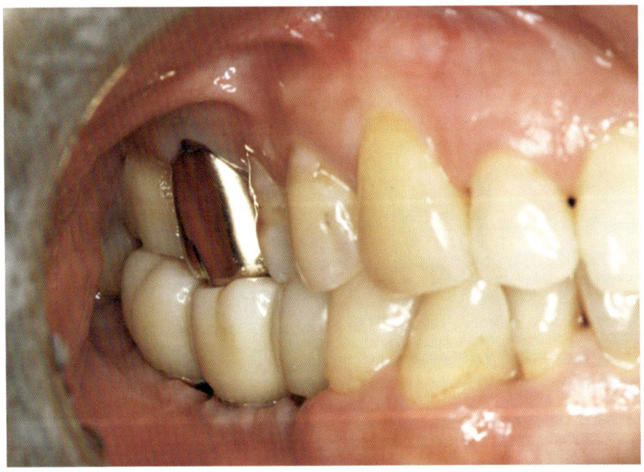

〈Case 2〉

하악 구치부의 치조골이 심하게 흡수 되었으나 치조골 이식술 등의 큰 수술을 피하고 최대한 하치조신경을 피해서 최대한 길고 굵은 임플란트를 식립해서 골유착기간을 거친 후 보철물을 제작해서 장착했습니다.

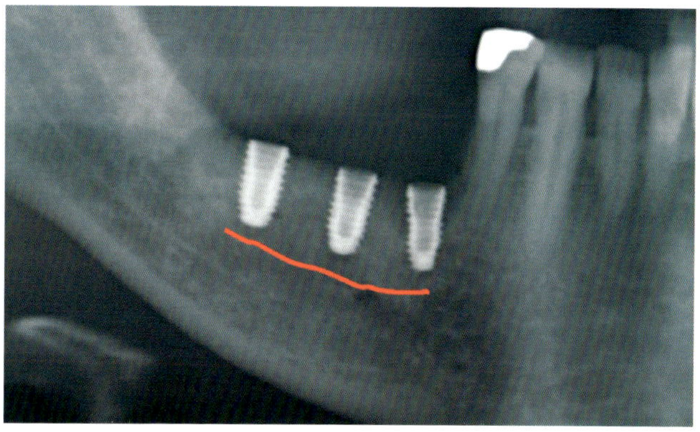

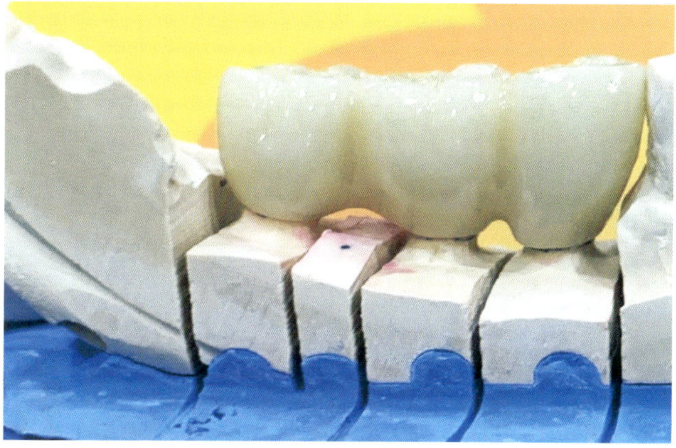

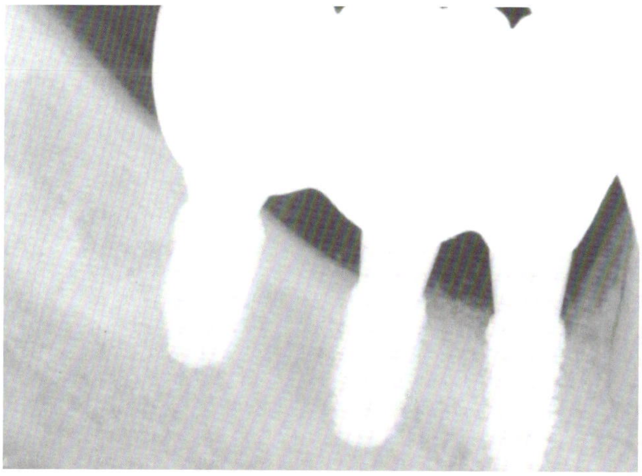

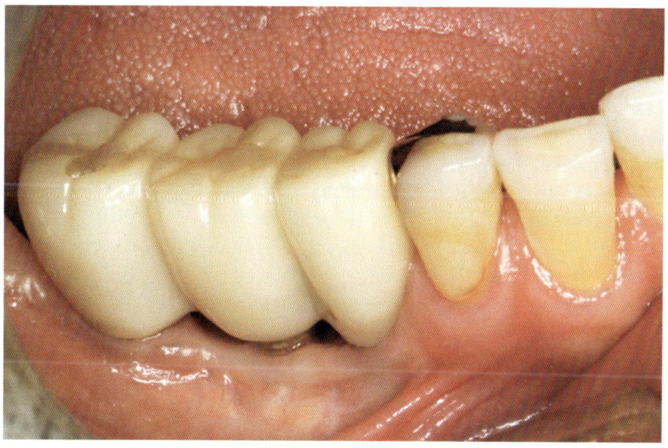

〈Case 3〉

하악 제1대구치가 상실된 환자로 협설폭이 매우 좁아져 있었는데 임플란트 덴서버를 사용해서 협설폭을 넓혀서 임플란트를 식립하고 골유착 기간을 거친 후 보철물을 완성했습니다.

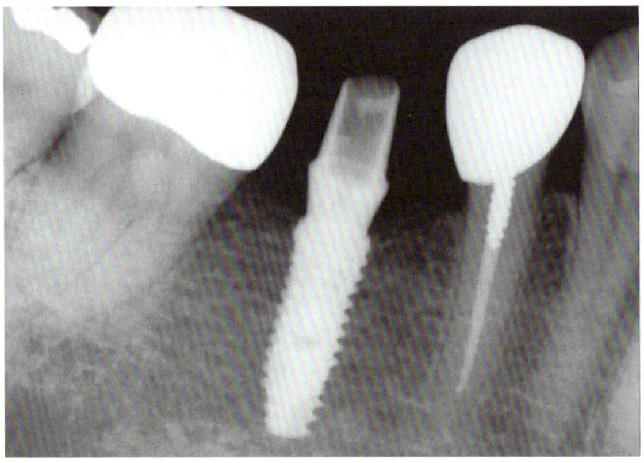

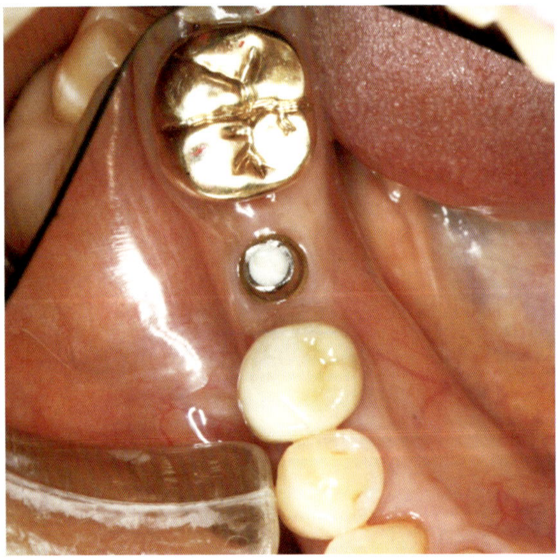

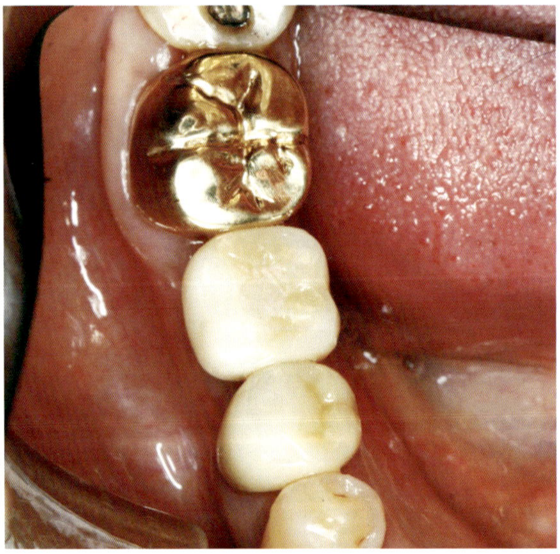

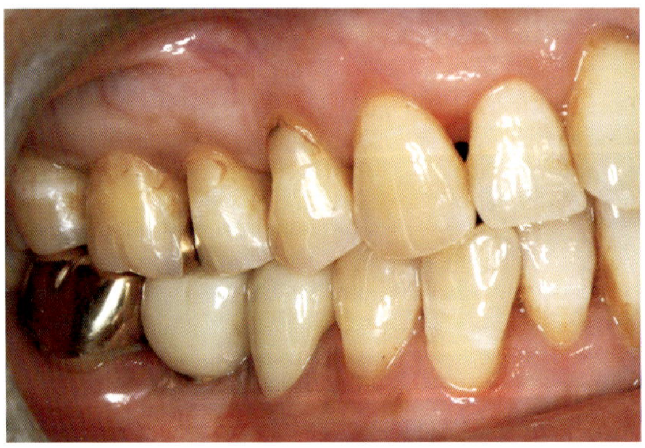

〈Case 4〉

발치와의 치조골에 결함이 있는 부위로 임플란트 식립과 동시에 이종골을 이식해서 골유착 기간을 거친 후 보철물을 제작해서 장착했습니다. 주변 치아에 영향을 미치지 않는 아주 좋은 치료 방법입니다. 주변 치아가 치주염으로 약한데 임플란트 크라운을 함으로써 힘을 분산해서 사용할 수 있게 되었습니다.

상악 대합치가 치주염이 심하고 한동안 사용을 안 했기 때문에 임플란트와 교합 시 좀 뻐근하고 불편할 것으로 예상이 됩니다.

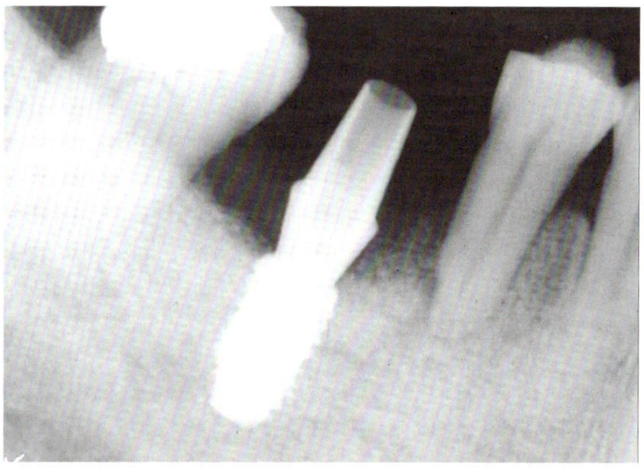

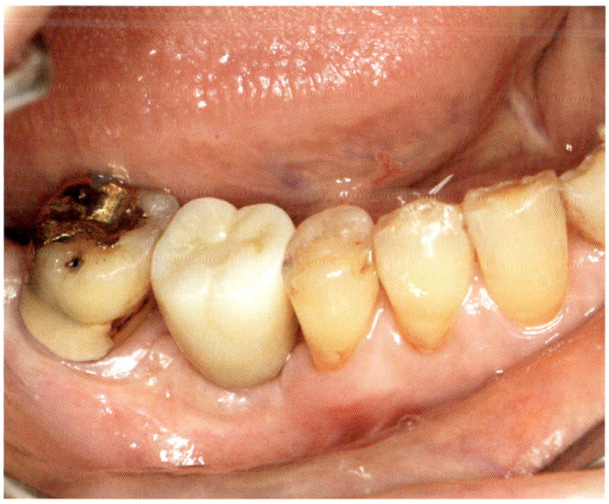

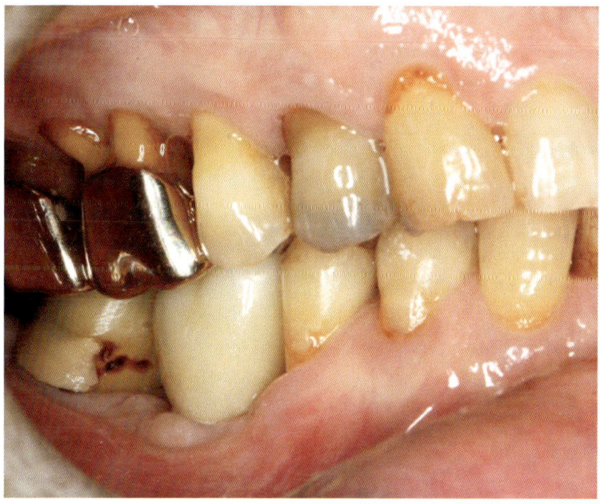

〈Case 5〉

하악 제2대구치 부위에 악간거리가 충분치 않아서 골드로 제작했고 임플란트 크라운의 크기를 줄여서 힘이 과도하게 작용하지 않도록 했습니다.

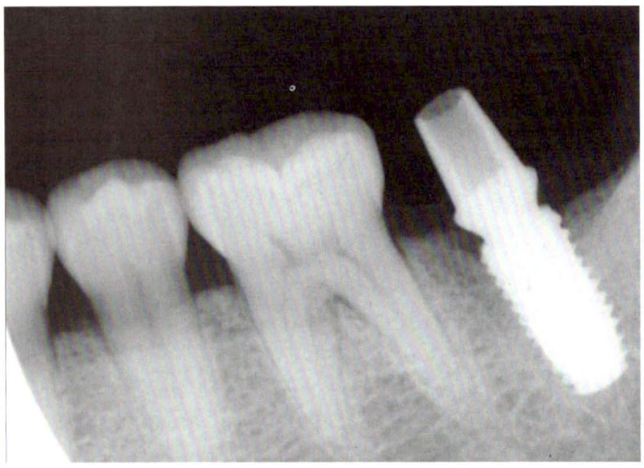

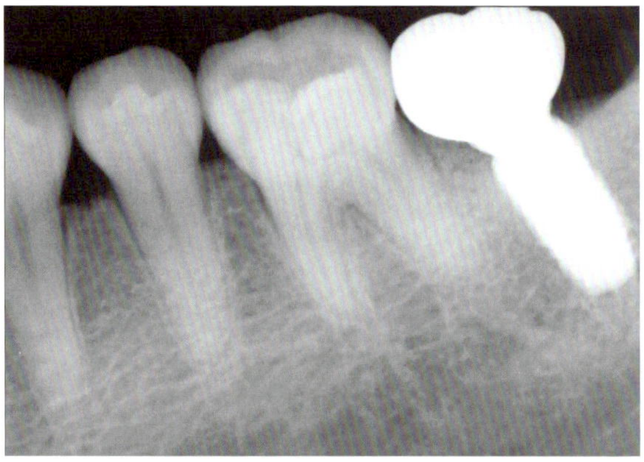

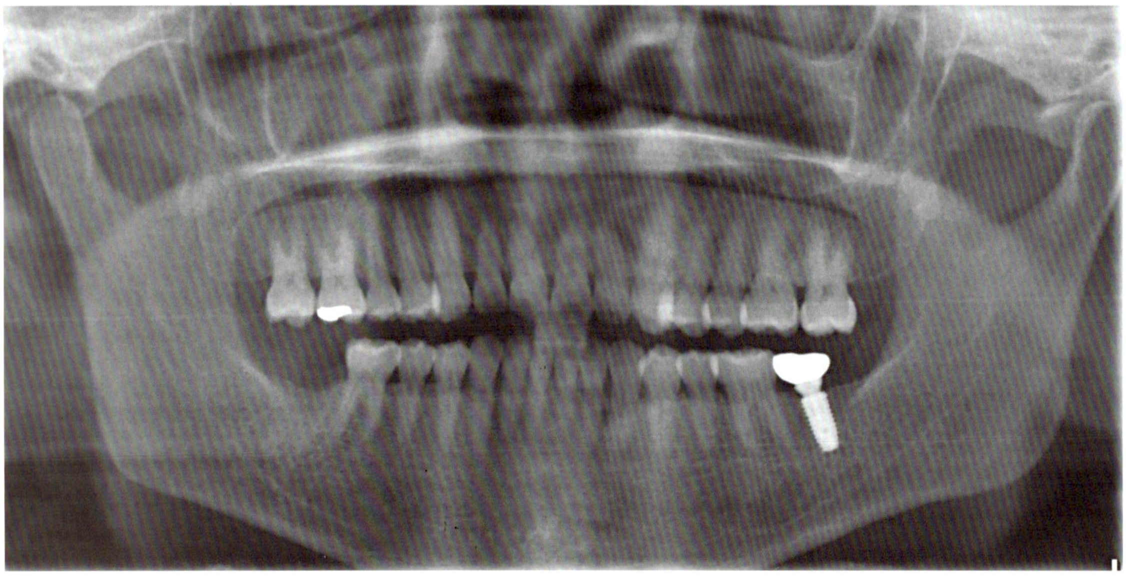

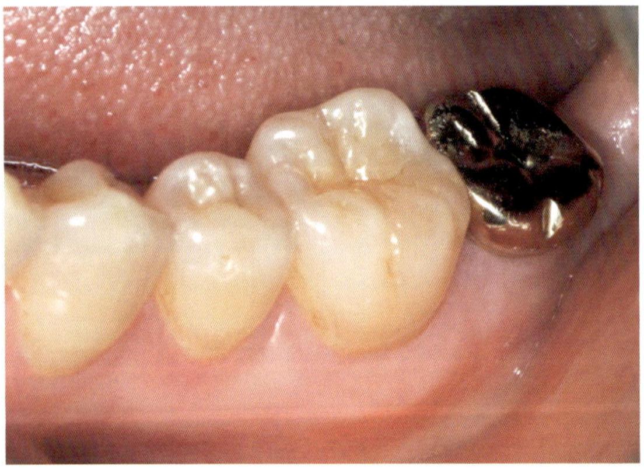

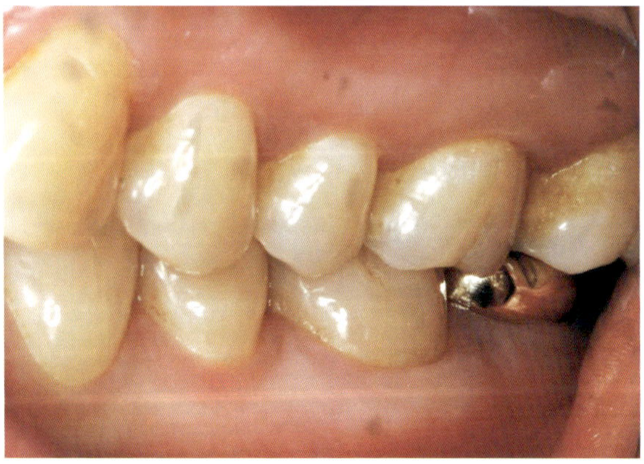

〈Case 6〉

하악 구치 부위의 상실 부위에 임플란트를 식립해서 보철물을 완성했으며 치간 공극을 확보해서 구강 청결이 용이하도록 디자인 했습니다.

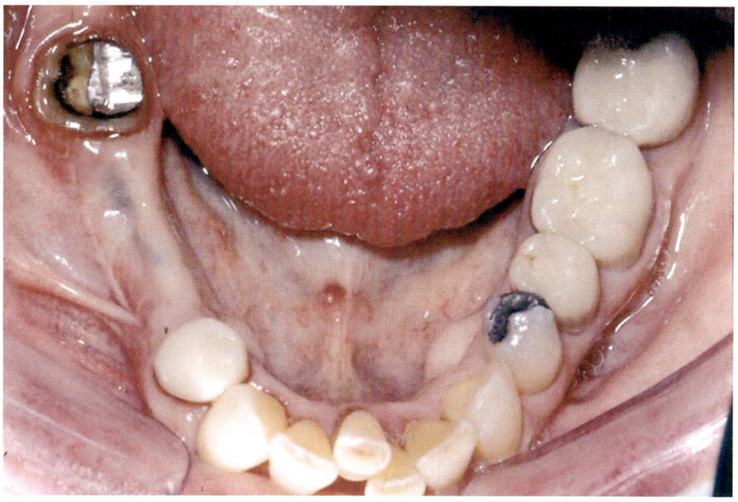

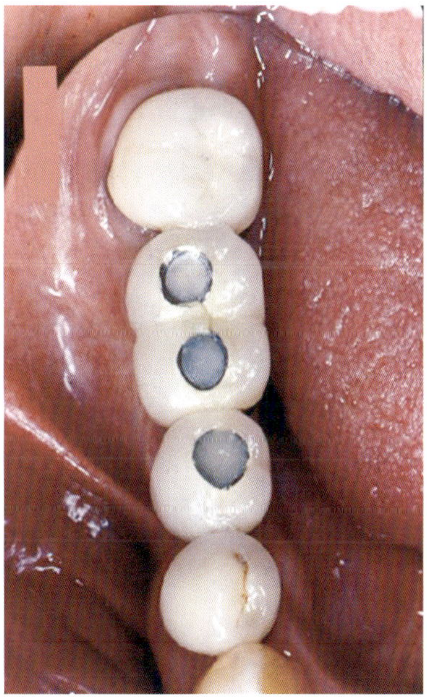

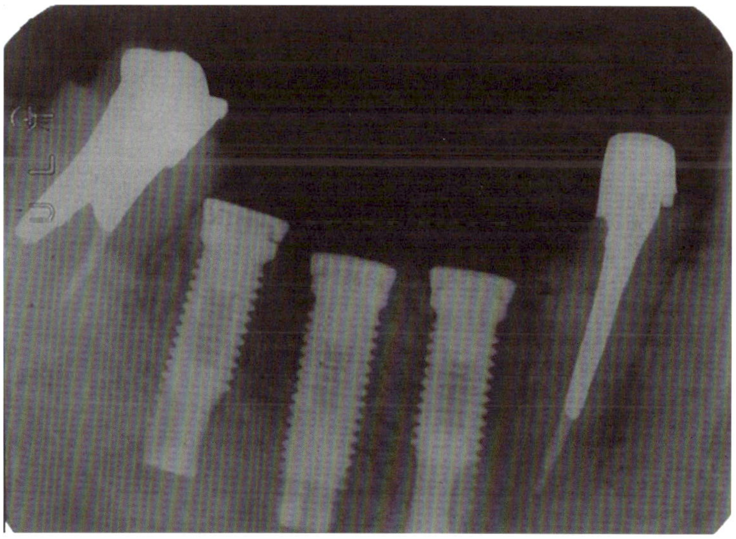

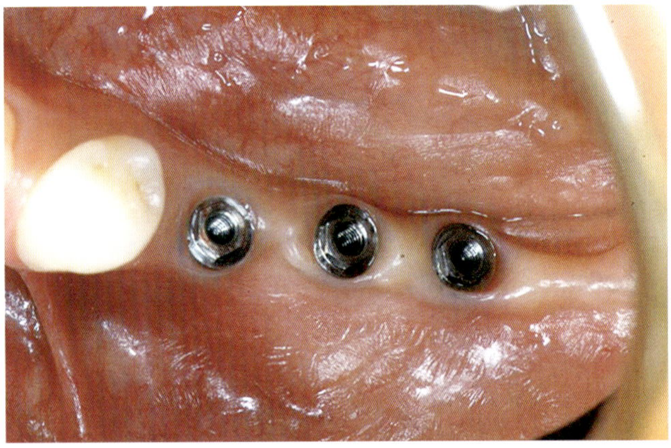

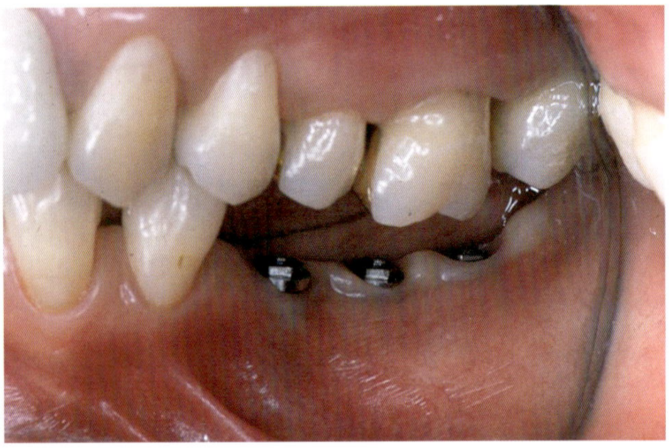

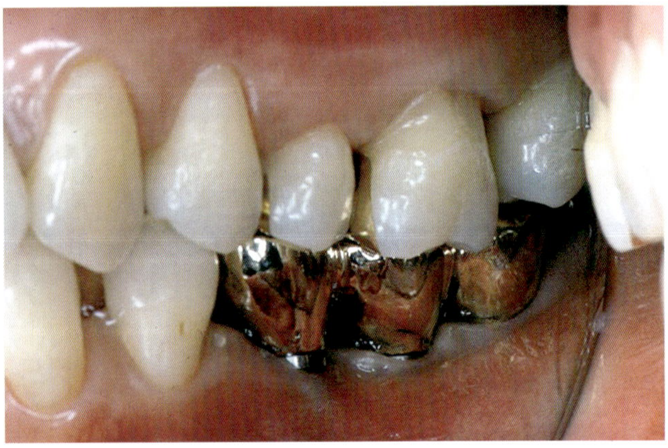

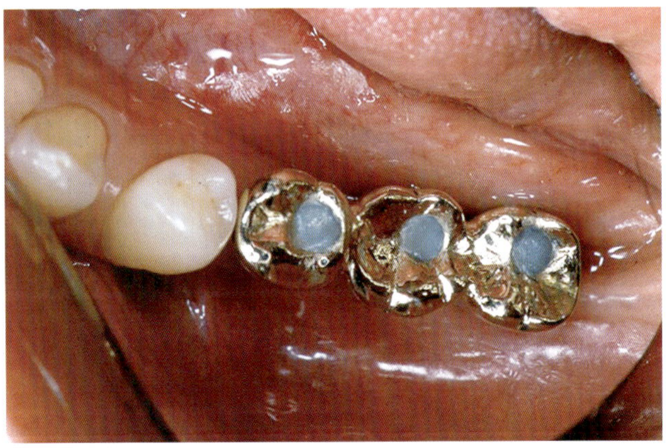

〈Case 7〉

하악 구치부 후방부 여러개의 상실 부위에 임플란트를 식립했으며 교합력이 강한 환자분이었기 때문에 보철물의 파절과 섬세한 교합 조정을 위해서 골드(gold)로 보철물을 제작하였습니다.

〈Case 8〉

상악에는 완전 틀니를 비교적 편하게 사용할 수 있기 때문에 틀니를 했고, 하악에는 임플란트를 식립해서 보철물을 완성했습니다.

CT scan을 이용해서 임플란트를 식립하고 보철물을 한 유닛으로 만들어서 장착했습니다.

보철 과정이 어려운 단점이 있지만, 혹여 사용시 포셀레인이 파절되면 지대주에 나사로 유지하는 보철물이기 때문에 나사를 풀어서 보철물을 빼내서 수리 후 다시금 보철물 장착이 가능한 장점이 있습니다.

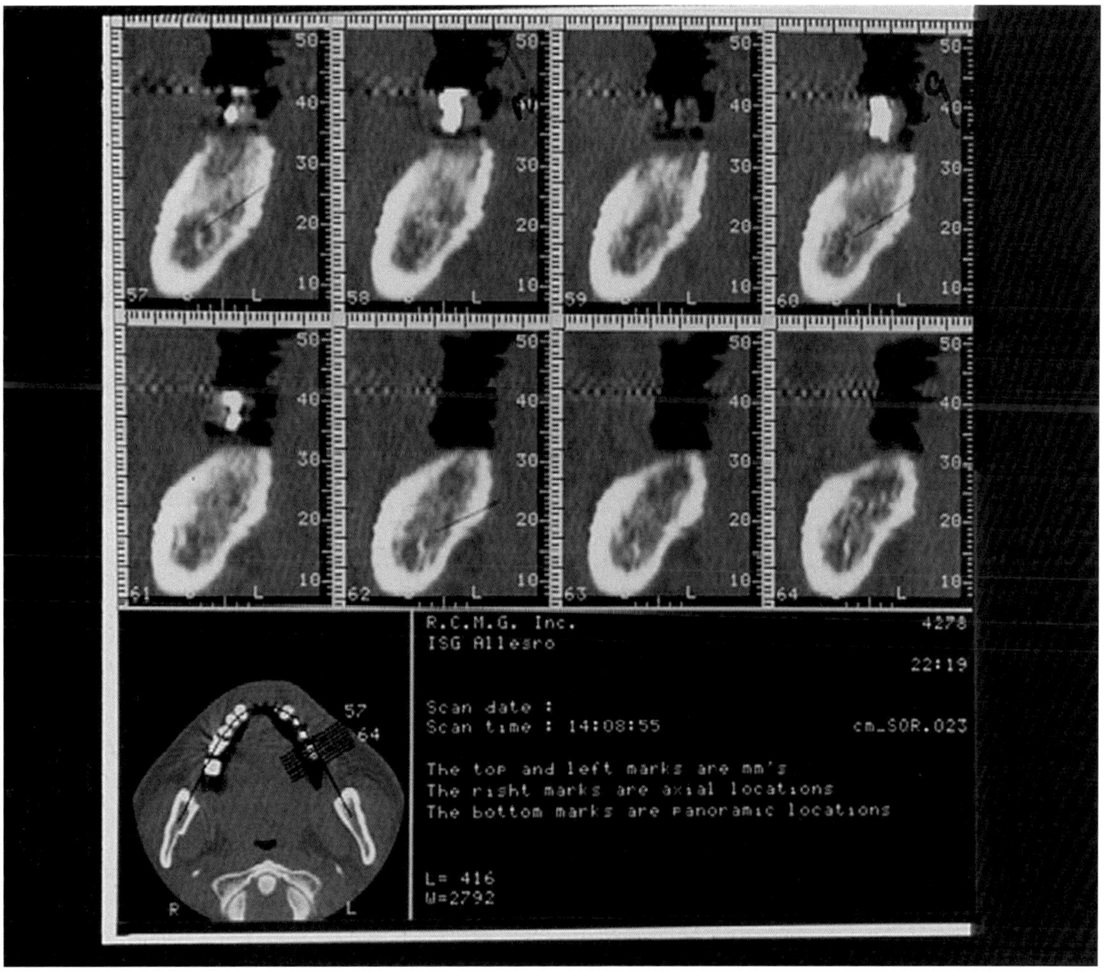

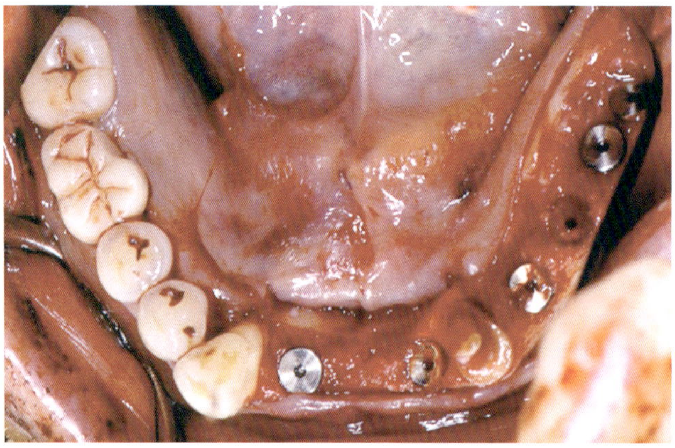

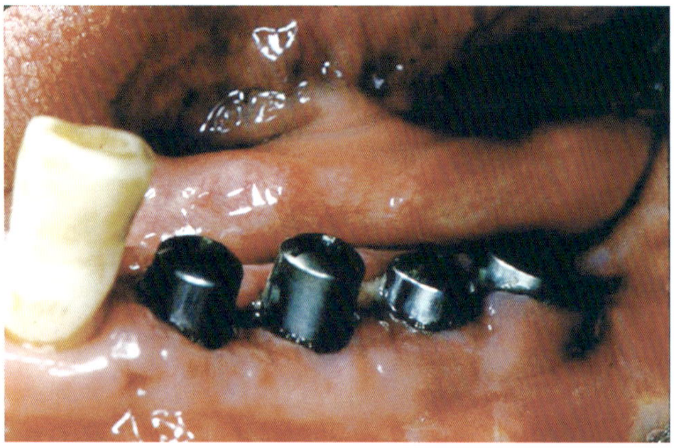

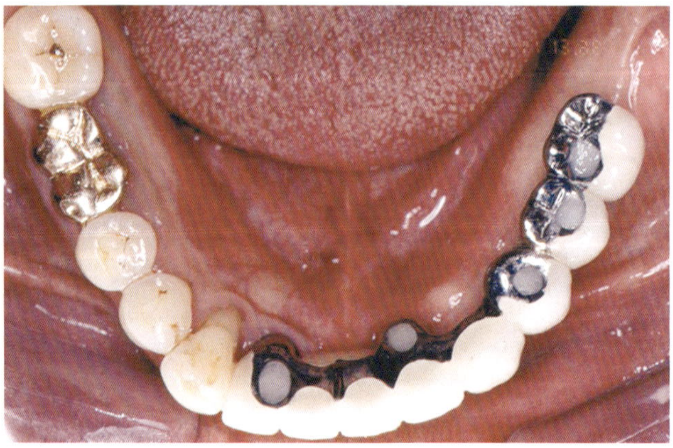

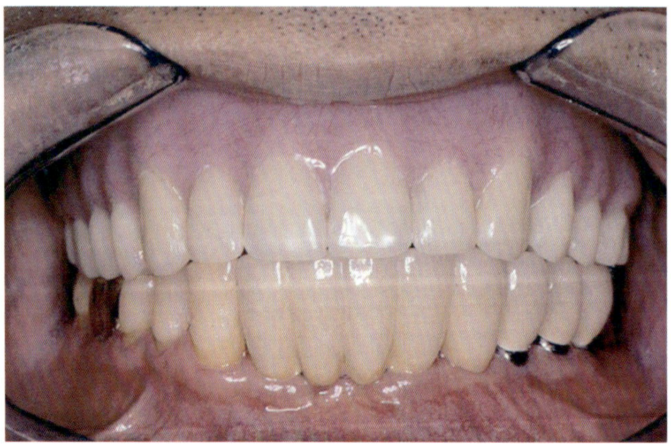

〈Case 9〉

하악 구치부 결손을 오래 방치할 경우 대합치가 정출함에 따라 교합평면의 불균형, 교합간섭, 치은을 깨물어 생기는 동통 등의 문제점을 야기할 수 있습니다.

일반적으로 치아가 없는 상태가 오랫동안 지속되면 주변 치아의 이동이 발생하고 기울어집니다.

빠진 치아를 오래 방치하게 되면 주변 치아에 영향을 주고 경우에 따라서 교합조정, 혹은 신경치료 후 치아를 삭제해서 크라운을 해야 할 경우도 있습니다.

따라서 초기에 진단을 잘 해서 보철 치료 혹은 임플란트 치료를 진행하는 것이 좋습니다.

사진에서 보듯이 임플란트를 식립하고 치유지대주를 연결해 놓았으나 보철물을 만들 공간이 부족하므로 교합 조정, 혹은 신경 치료 후 교합면을 삭제해서 크라운을 장착 한 후 임플란트 보철물을 만들어 장착 할 수 있습니다.

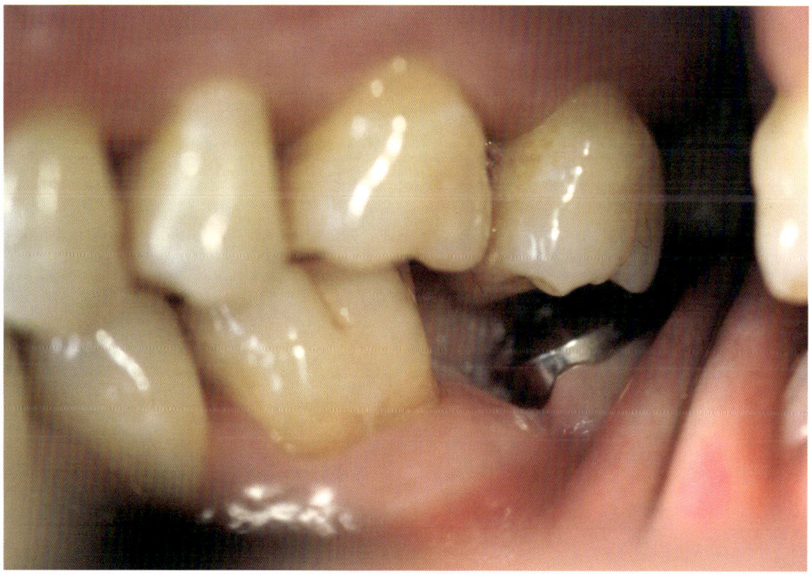

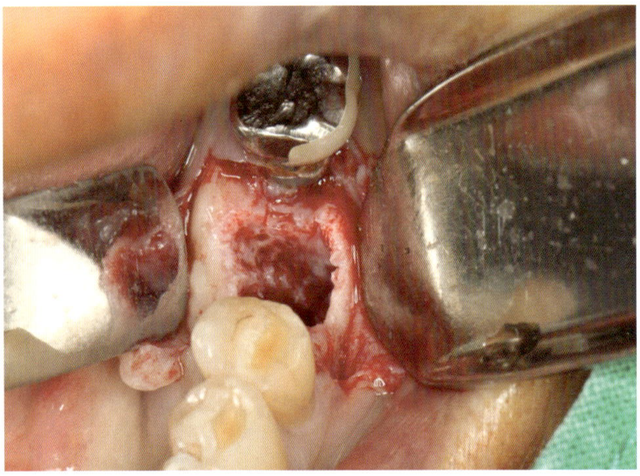

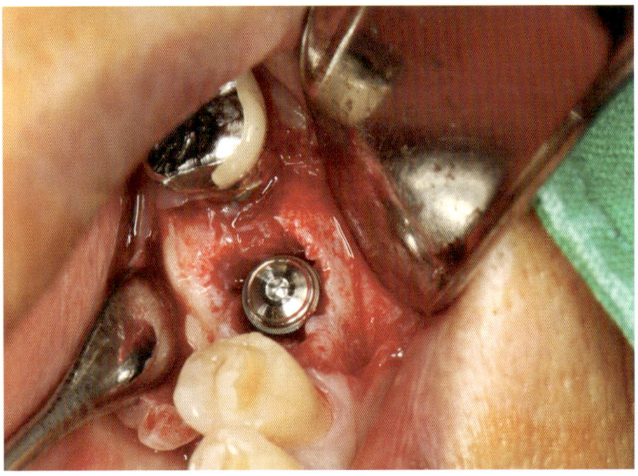

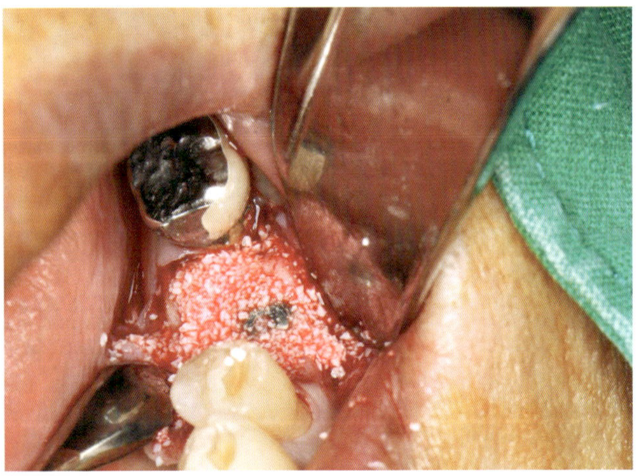

〈Case 10〉

구치 발치 후 즉시 임플란트를 식립하고 남은 공간은 보통 이종골로 채워 넣습니다.

25. 기존 임플란트와 새로 심은 임플란트 보철물의 연결

기존에 제2대구치 부위에 임플란트가 있었는데 제1대구치가 상실하여 임플란트를 식립하고 골유착 기간을 거친 후 보철물을 제작 할 때는 임플란트의 스플린팅 효과를 위해서 제1, 2대구치를 함께 인상 채득하여 보철물을 제작하여 장착했습니다.

일반적으로 임플란트는 여러개의 임플란트가 있으면 가급적 서로 보철물을 연결하여 서로 의지해서 외력에 잘 저항하도록 디자인 하는 것이 좋습니다.

임플란트 보철물 사이는 치간 칫솔이 들어갈 수 있는 공간이 반드시 필요하며 치간 칫솔을 이용하여 구강 청결을 유지 하도록 하며 이 공간에 침이 왔다 갔다 하면서 자정 작용을 할 수 있도록 합니다.

간혹 환자분들이 이러한 치간 공극이 있어서 음식물이 잘 낀다고 불편을 호소하는 분들도 있으나 치간 칫솔 등을 이용해서 청결을 유지하는 것이 좋습니다.

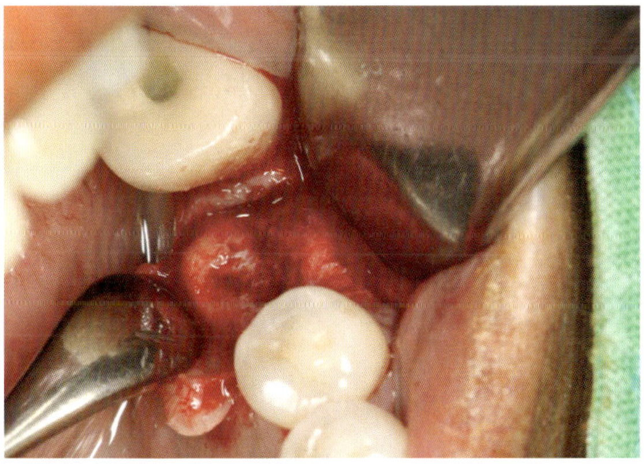
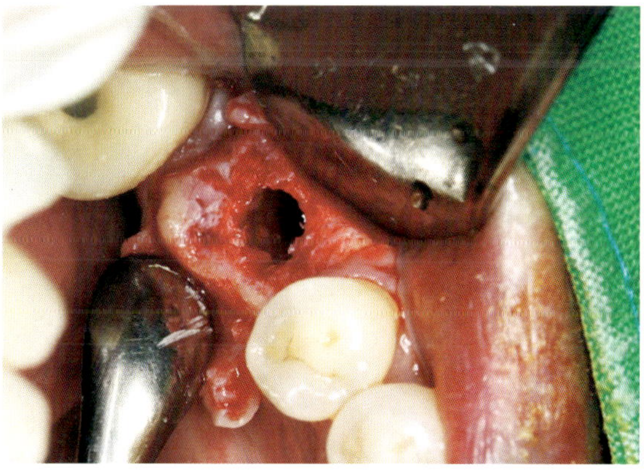
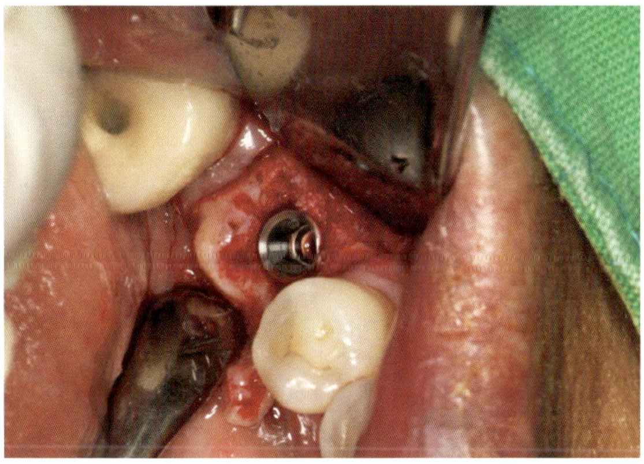
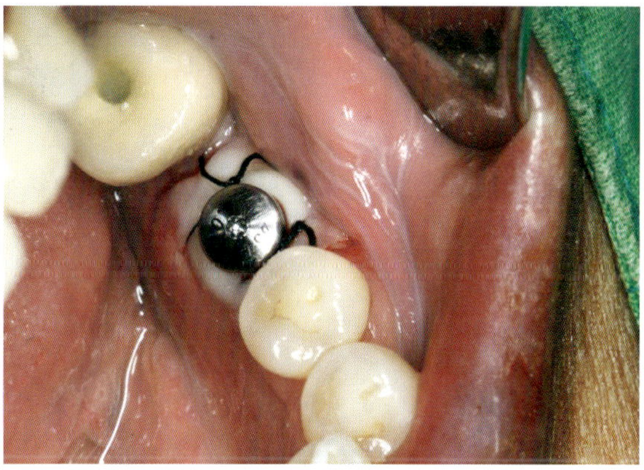

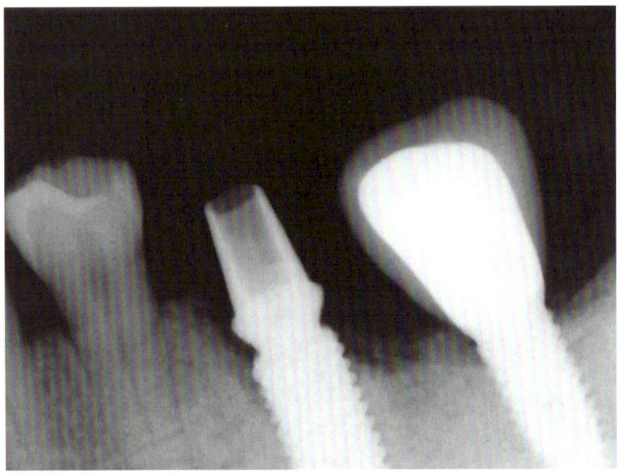

새로 심은 임플란트에 지대주를 연결

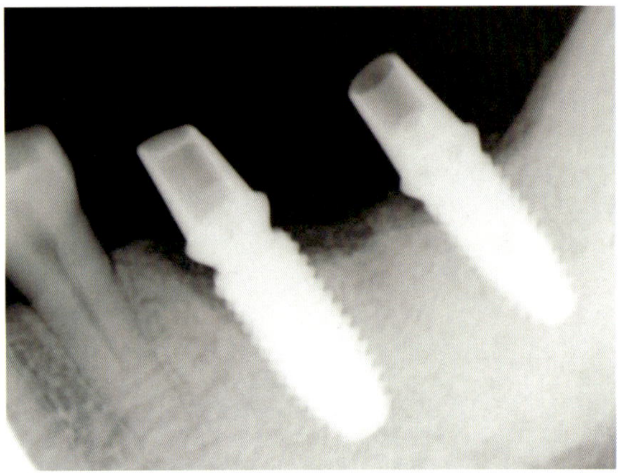

기존 임플란트 보철물의 크라운을 제거하고 새로운 지대주를 연결하여 함께 인상을 채득하여 보철물을 제작한다.

장착된 보철물의 모습이며 임플란트 사이의 치간 공극을 치간 칫솔을 이용해서 청결을 유지한다.

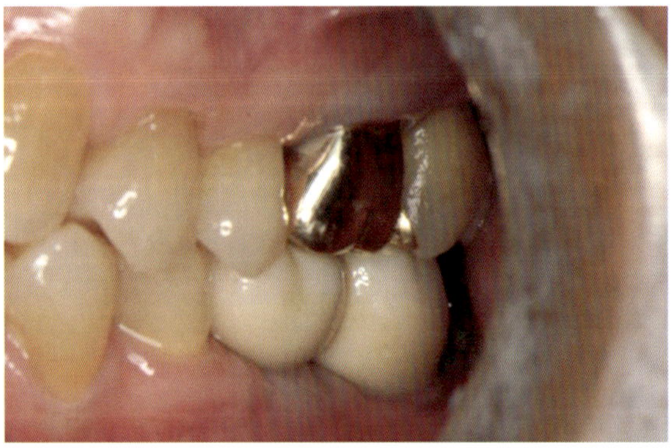

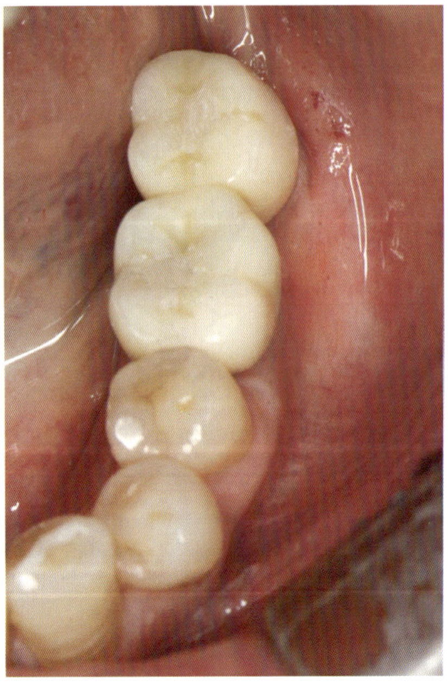

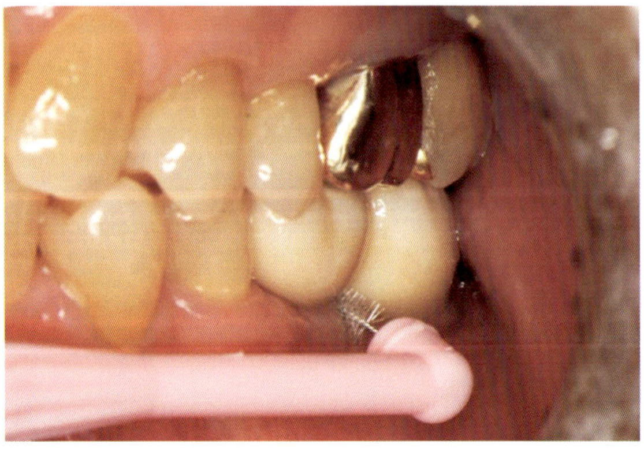

마찬가지로 상악 제1대구치에 기존 임플란트가 있었고 제2대구치를 발치하게 되어 임플란트를 식립하고 보철물 제작 시 상악 제1대구치의 임플란트 보철물의 크라운을 제거 후 상악 제1,2 대구치를 연결해서 스플린팅하기 위해서 지대주를 연결해서 인상을 같이 채득 후 보철물을 장착했습니다. 하나씩 임플란트가 기능하는 것 보다는 두개 이상일 경우 같이 연결해서 보철물을 해주면 외부 외력에 훨씬 잘 견딜수 있고 치조골 흡수를 어느 정도 방지할 수 있기 때문입이다.

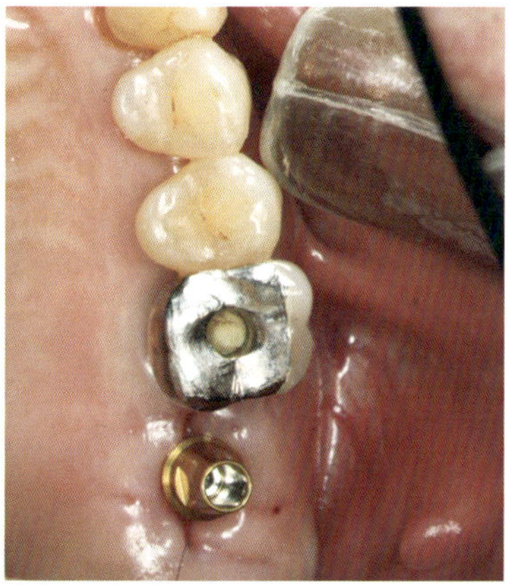
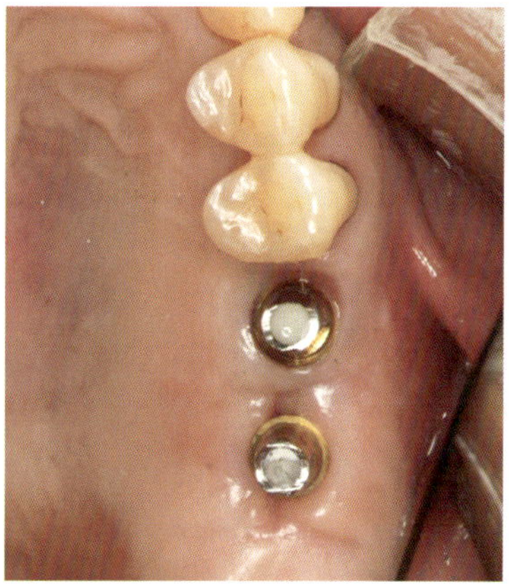
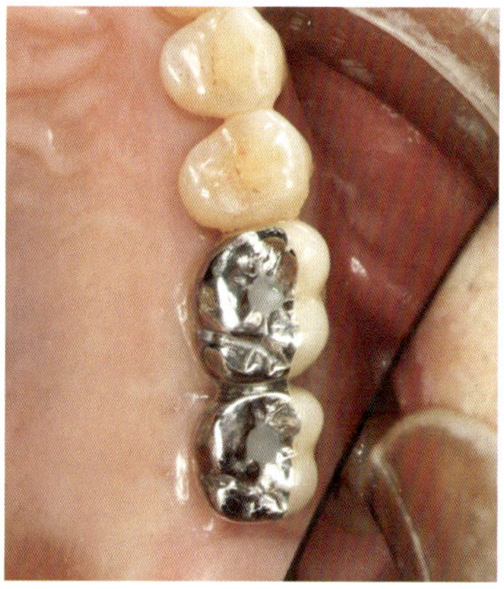
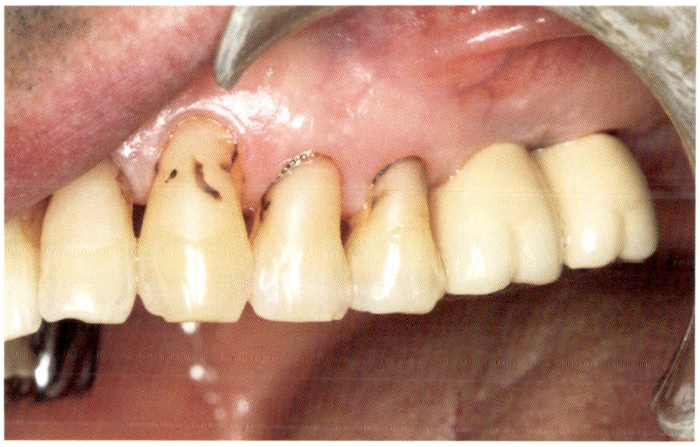
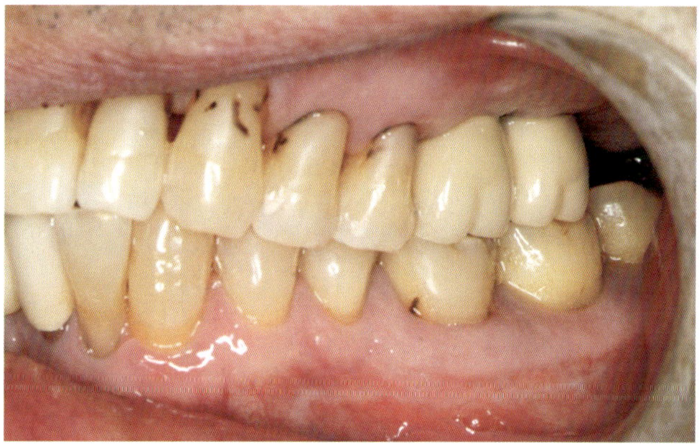

26. 상악과 하악의 잔존 치조골 양에 따른 임플란트 치료

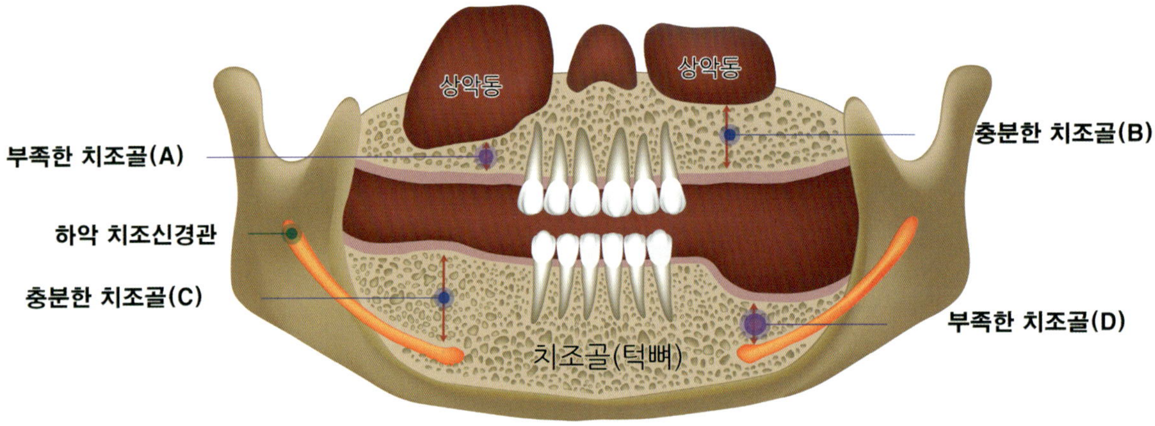

상악에는 상악동이 있는데 상악동에 치조골이 부족한 경우 상악동 막을 거상 한 후 이식재로 채워준 후 임플란트를 식립하게 됩니다(A).

상악에 뼈가 충분한 경우는 직접 임플란트를 식립 할 수 있습니다(B).

하악에도 충분한 뼈가 있을 경우는 임플란트를 직접 식립 할 수 있습니다(C).

그러나 하악에 뼈가 충분치 못한 경우 치조골 증대술을 이용해서 뼈를 보강해 주거나 혹은 제한된 길이의 임플란트를 식립해야 하는 경우가 있습니다. 상악동 거상은 일반적으로 많이 하는 술식이나 하악의 치조골 증대술은 흔하게 하는 술식은 아닙니다(D).

하악에 뼈가 제한적일 경우 하치조신경관을 건드리지 않도록 주의를 해야 하며 신경관 손상시 감각이 없어지고 불에 데인 듯한 증상이 나타날 수 있습니다.

상악동 거상 시 막을 조심스럽게 올려 골이식을 합니다.

27. 상악동과 임플란트 수술

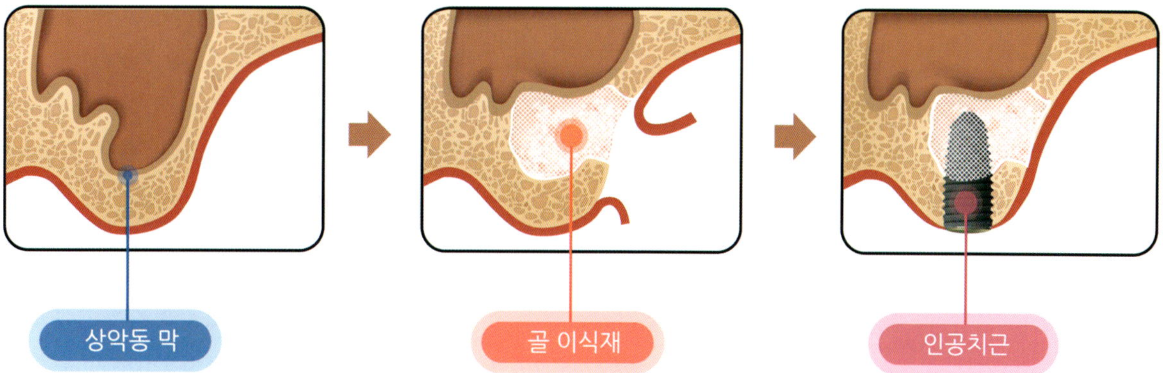

상악동(공기 주머니) 거상술: 치아가 빠진 지 오래되거나 치주질환이 아주 심한 경우에 발치를 한 경우 뼈가 많이 흡수되어 임플란트를 바로 심을 수가 없습니다. 이때 상악동 막을 올려서 이식재를 넣어줘 뼈를 보강해 주는 술식입니다.

상악동막에 접근 할 수 있는 방법으로는 어느 정도 잔존 치조골이 있을 때 치조정에 기구를 이용해서 막을 들어 올린 후 이식재를 넣는 수직적인 방법으로 좋은 기구들이 많이 나와 있어서 요즘 많이 사용하는 술식입니다.

또한 잔존 치조골의 양이 많지 않을 때 위 그림에서 보듯이 치조골의 협측에 구멍을 만들어서 창문을 만들어 막을 들어 올린 후 골이식을 하여 임플란트를 식립하거나 좀 기다렸다가 심는 측면 접근법이 있습니다.

막이 얇기 때문에 거상 시 많은 주의가 필요합니다. 자가골, 동종골, 이종골, 합성골을 이식재로 사용할 수 있습니다.

수술 후 코를 세게 풀거나 들이마시지 마세요. 코나 입에 압력이 생기게 되면 이식재가 움직일 수도 있고 상악동 막이 움직일 수도 있기 때문입니다. 빨대로 세게 빨아서 드시는 것도 피하시고 침을 퉤퉤 뱉지 않도록 합니다. 사우나도 좀 피하시도록 합니다.

감염이 되지 않도록 치과에서의 치료를 잘 받도록 하셔야 합니다.

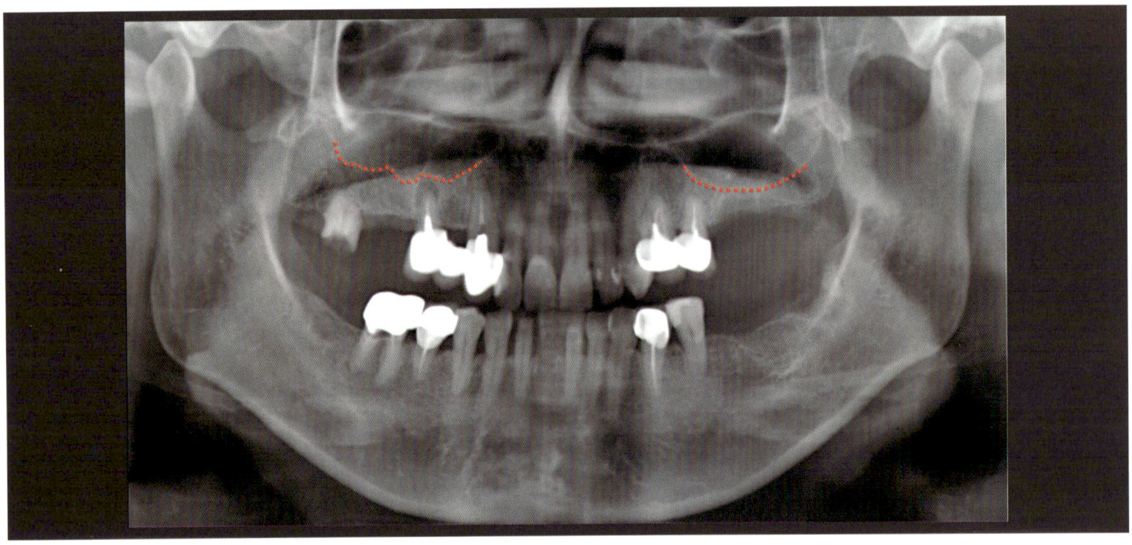

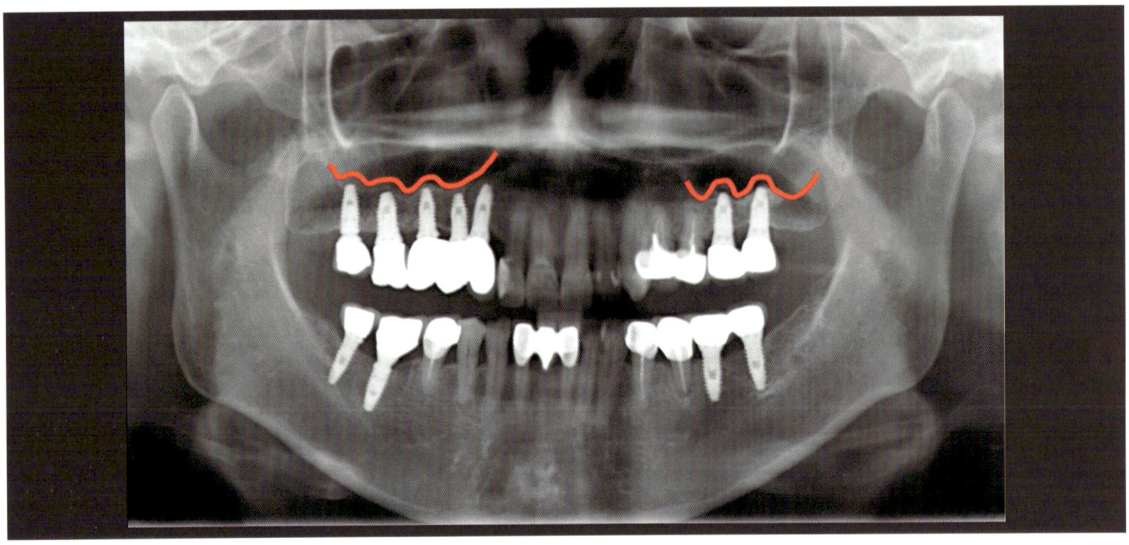

점선은 상악동막을 가르키며 상악에 치조골의 양이 충분치 않아서 수직적인 방법으로 상악동 막을 올린 후 이종골 이식 후 임플란트를 식립했습니다.

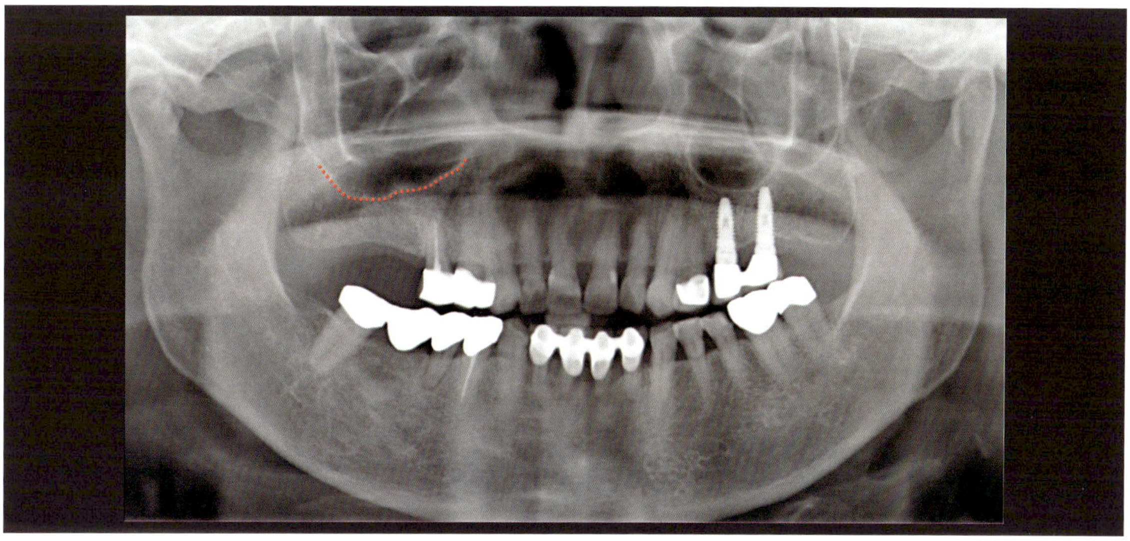

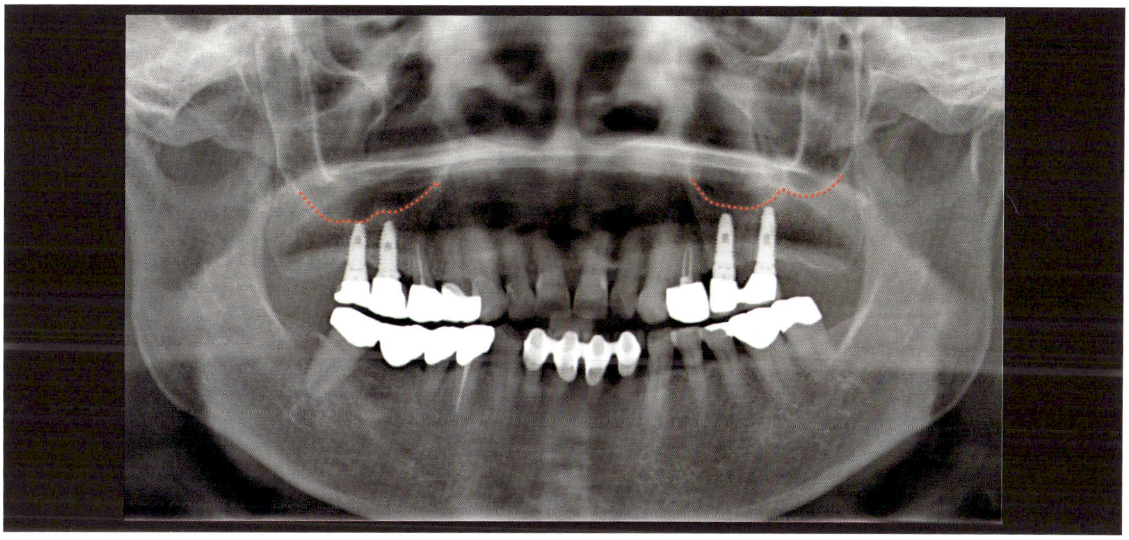

점선은 상악동막을 가르키며 잔존 치조골을 이용해서 상악동을 침범하지 않고 임플란트를 심은 경우입니다.

상악 구치부에서 잔존 치조골이 얼마 남지 않은 경우는 잔존 치조골 협측에 창(window)을 내서 상악동 막을 올린 후 골이식을 하고 치유가 완전히 이루어진 후 임플란트를 식립합니다.

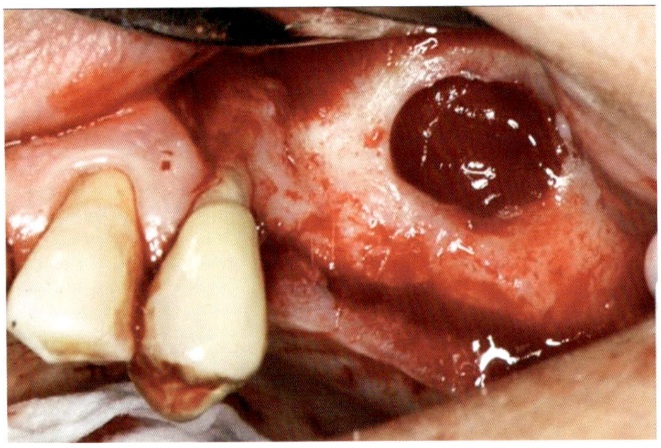

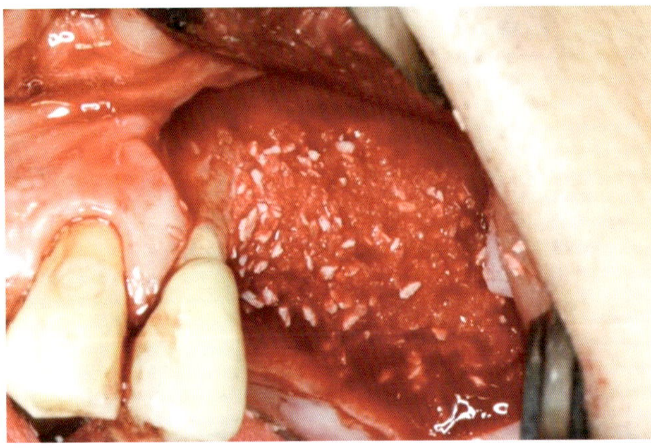

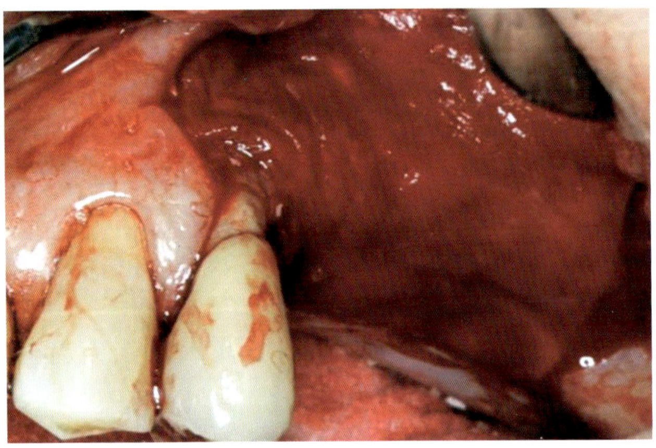

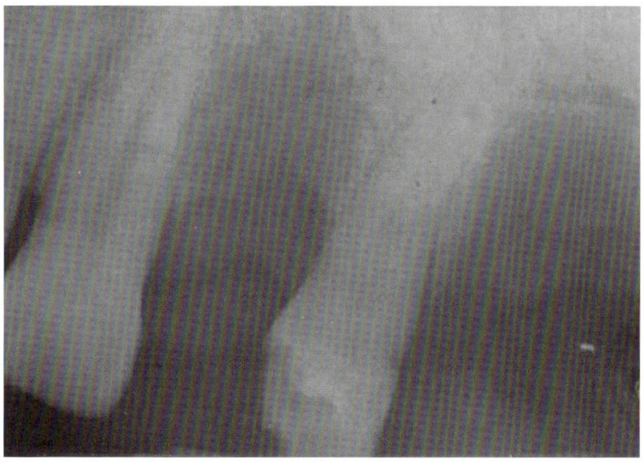

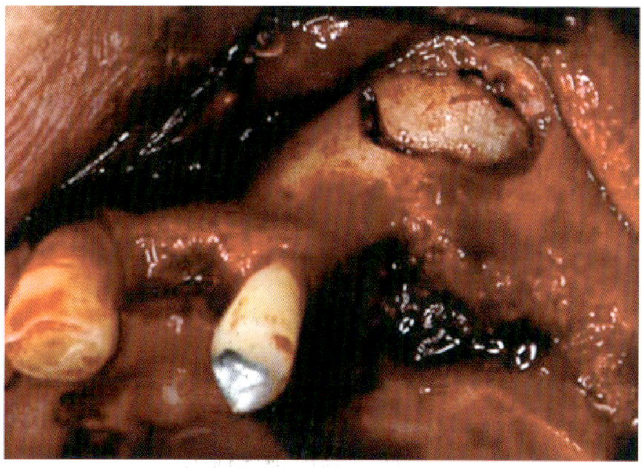

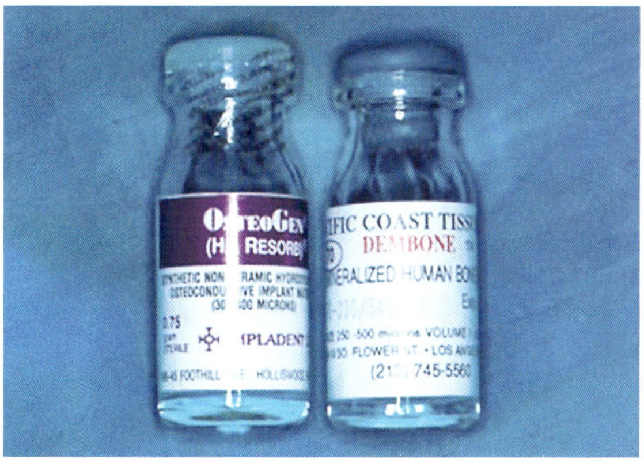

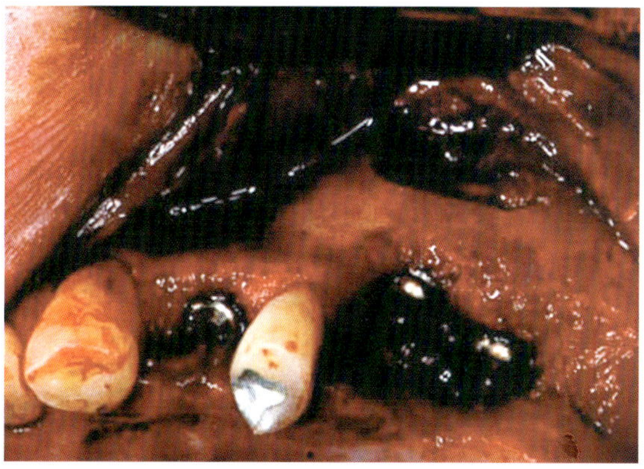

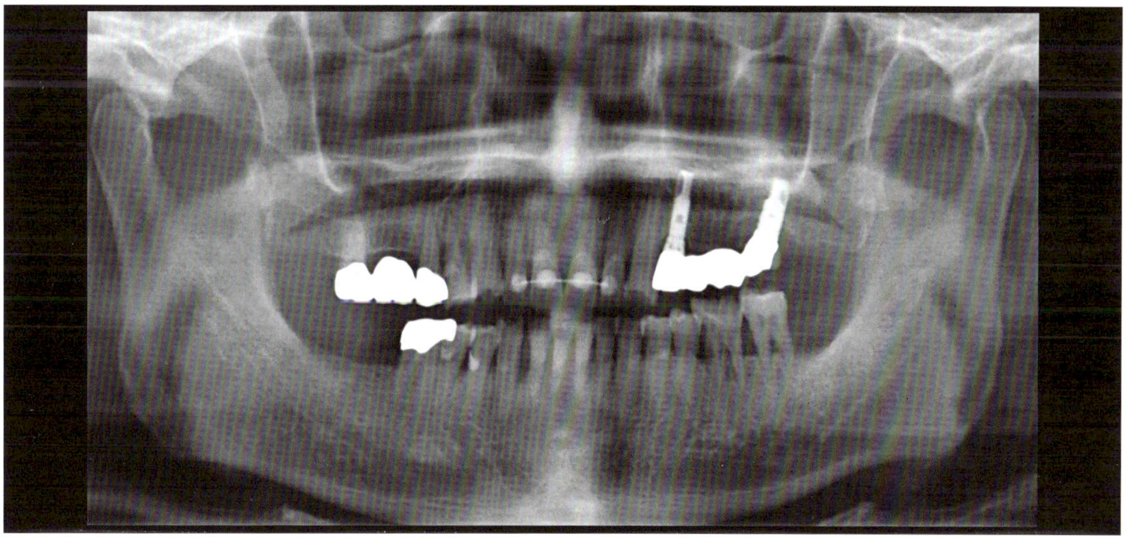

20여 년 전에 제1소구치, 제1, 2대구치 부위에 뼈가 부족하여 상악동 거상술과 골이식 후 임플란트를 식립 후 골유착 기간을 거친 후 보철물을 했습니다. 오랜 시간 후에 제2소구치를 치주염으로 발치하고 제1대구치 부위의 임플란트를 제거 후 보철물을 다시 제작해서 사용하고 있는데 현재까지 20여년을 무리 없이 잘 사용하고 있습니다.

상악동을 거상 후 적절히 골이식을 잘 하면 좋은 결과를 보여준다는 좋은 예입니다.

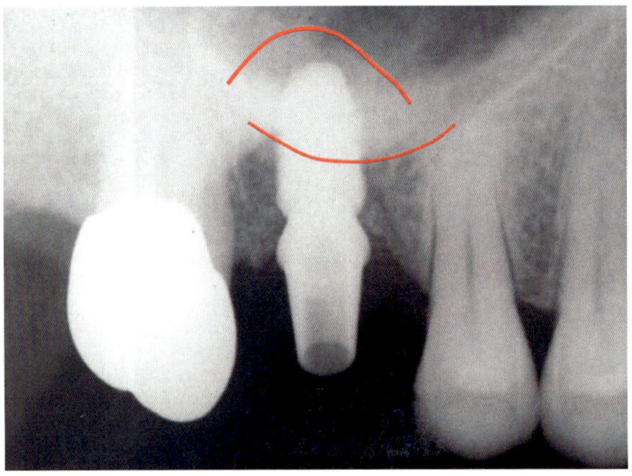

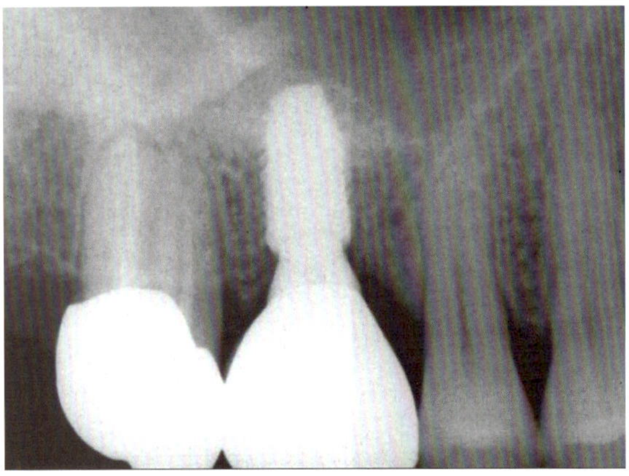

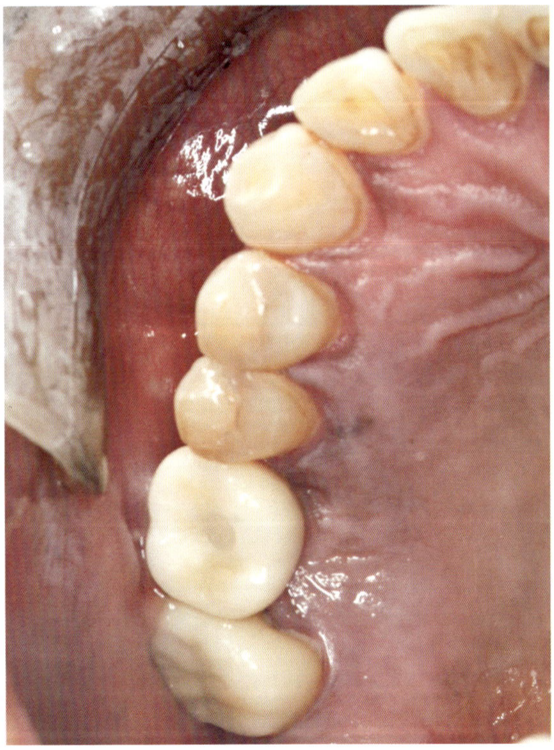

상악 제1대구치 부위에 잔존 치조골량이 불충분하여 상악동막을 거상하고 이종골 이식후 임플란트를 식립, 보철물을 완성했습니다.

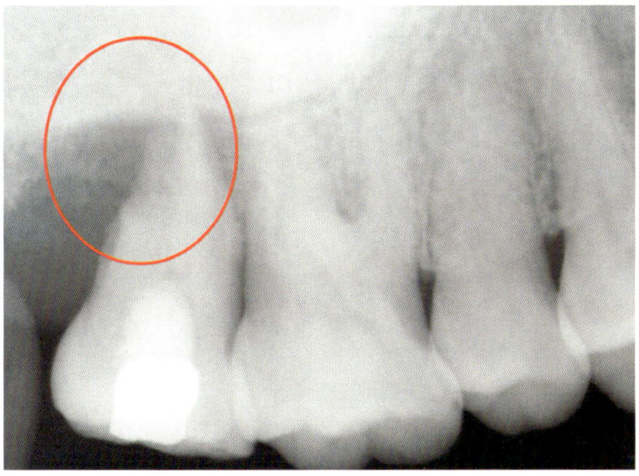

상악 제2대구치를 심한 치주염 때문에 발치를 하고 상악동막을 거상 후 이종골 이식과 함께 임플란트를 식립했습니다. 치주염으로 발치를 했기 때문에 충분한 치유 기간을 거친 후에 임플란트를 식립했으며 골유착 기간을 거친 후 보철물을 제작해서 장착했습니다.

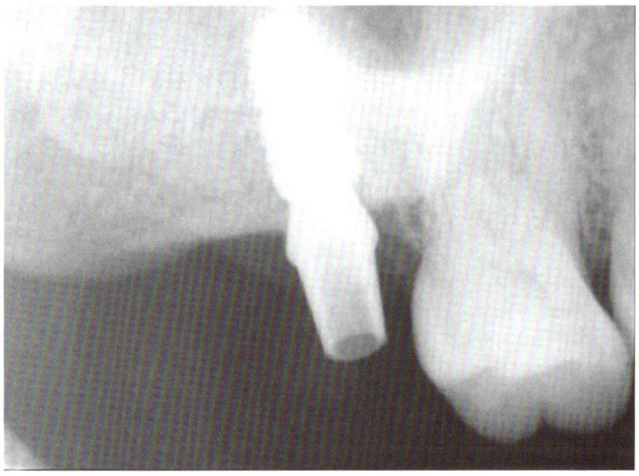

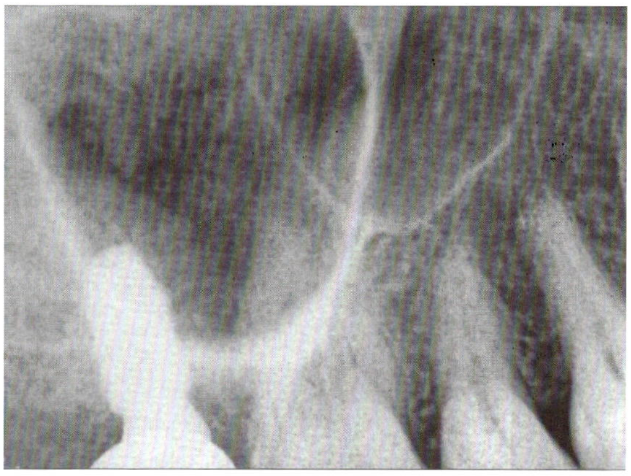

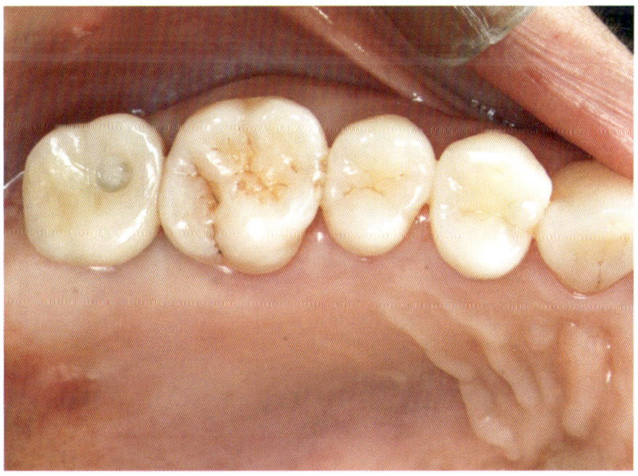

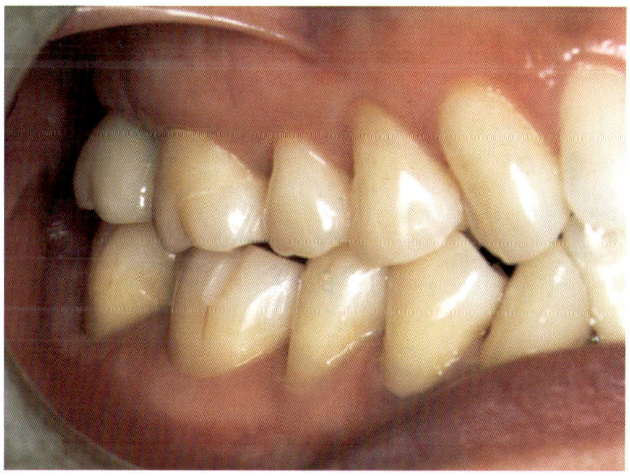

28. 임플란트를 지대치로 이용한 국소의치 (부분틀니)

치아가 몇 개 남지 않은 경우의 하악 부분틀니는 불편한 경우가 많습니다. 치조골 흡수가 심하거나 점막이 얇아서 틀니 착용 시 움직이면 잇몸 눌림으로 자극을 줘서 점막에 상처가 생기는 경우가 많습니다.

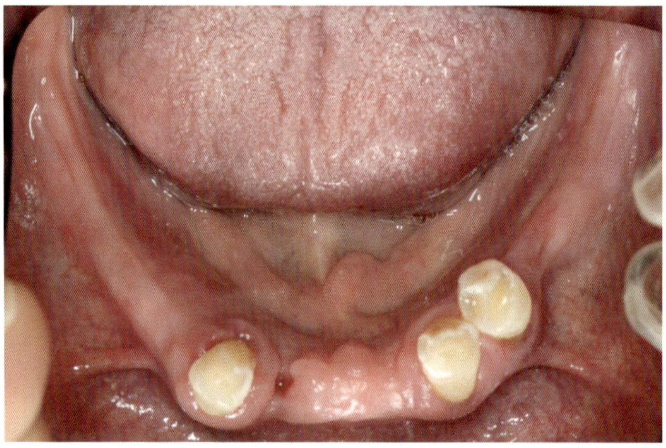

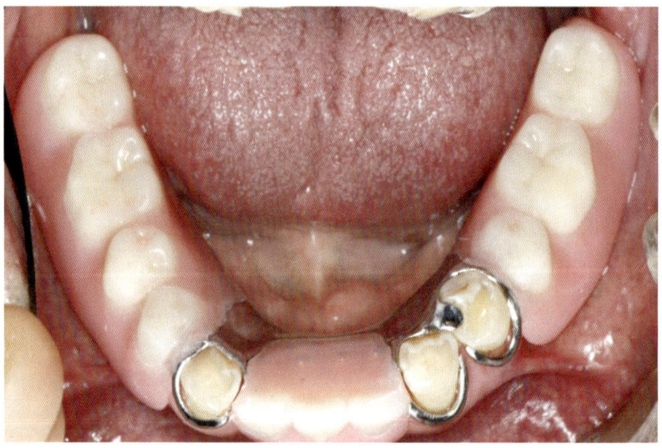

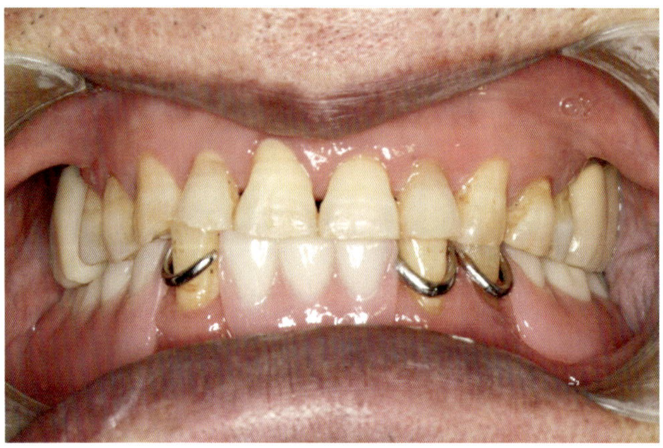

틀니 착용 시 통증이 느껴지면 틀니의 내면 또는 틀니의 교합 조정을 통해서 원인을 해결하도록 하는데 계속 조절을 해도 통증이 계속되면 임플란트를 구치부위에 몇 개 심어서 임플란트가 직접 틀니를 지지해 주는 구조의 틀니를 생각해 볼 수 있습니다. 임플란트가 지지해 주는 틀니는 저작 능력의 향상으로 음식물을 섭취하기가 용이해지고 틀니의 유지력이 좋아져서 대부분의 환자분들이 만족하시게 되는 경우가 많습니다.

그림에서 보듯이 하악 구치부가 상실 된 경우의 부분틀니는 불편을 호소하는 경우가 많습니다.

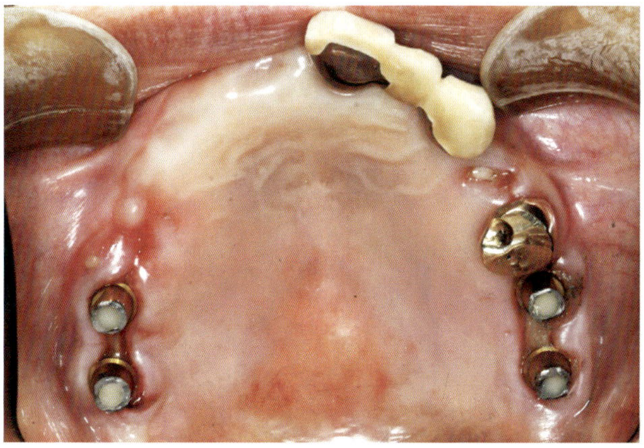

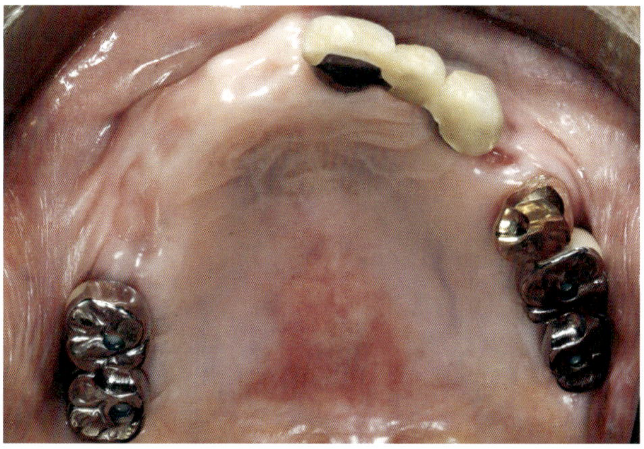

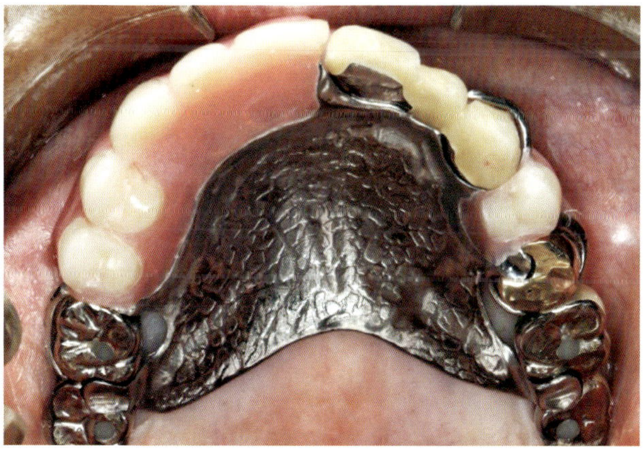

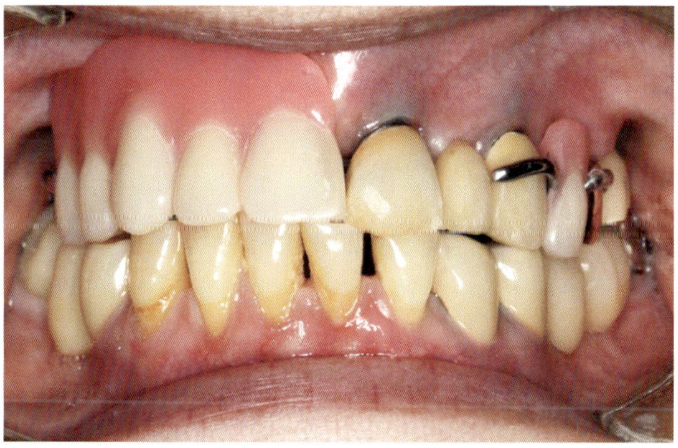

대부분의 상악 치아가 상실되고 전치부위에 몇 개의 치아만 남은 경우의 환자분으로 이런 상태로 부분틀니를 하면 유지도 지지도 제대로 얻기가 어려워서 좌우측 구치부에 두 개씩의 임플란트를 식립해서 임플란트가 지지하고 유지해 주는 틀니를 해 드렸는데 환자분은 편하게 사용하고 계십니다.

두 개는 보험이 적용되고 두 개는 일반으로 임플란트를 식립했습니다.

아쉬운 점은 기존의 보철물을 벗겨내고 부분틀니에 적합하도록 새로운 보철물을 제작해서 장착했으면 더 좋았으리라 생각됩니다.

만 65세 이상의 환자분은 두 개의 임플란트와 부분틀니가 의료보험이 적용됩니다.

하악이 무치악인 환자에게 구치부에 두 개씩의 임플란트를 식립해서 부분틀니의 지지와 유지를 얻었습니다. 환자분은 완전 틀니는 불편해하셨으나 임플란트가 지지하고 유지하는 부분틀니로는 식사도 잘 하시고 편하시다고 합니다.

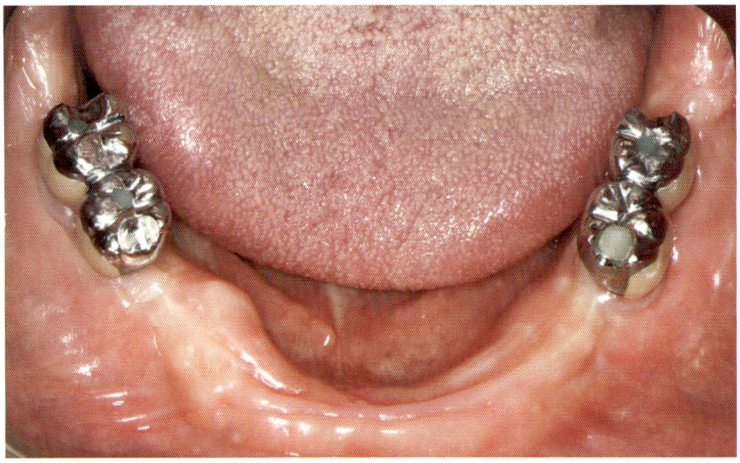

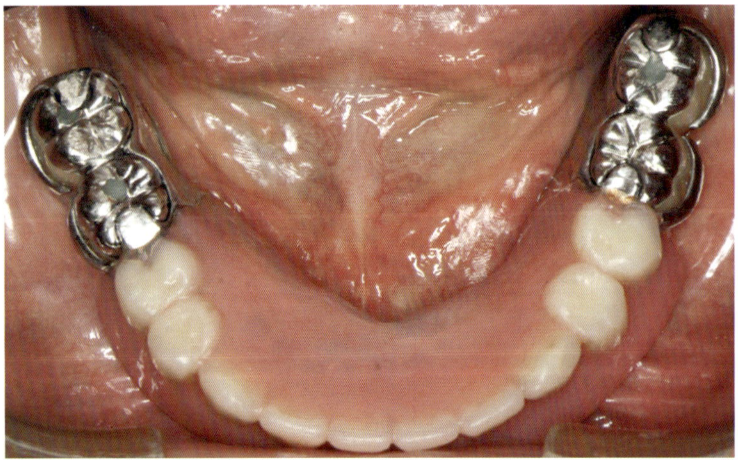

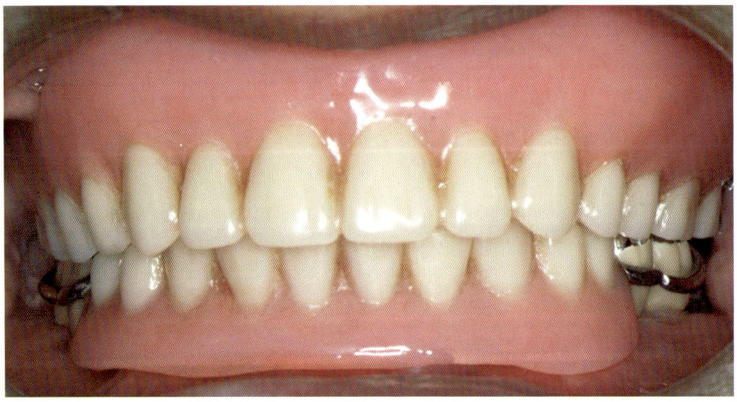

29. 하악 무치악 환자의 임플란트를 이용한 오버덴쳐

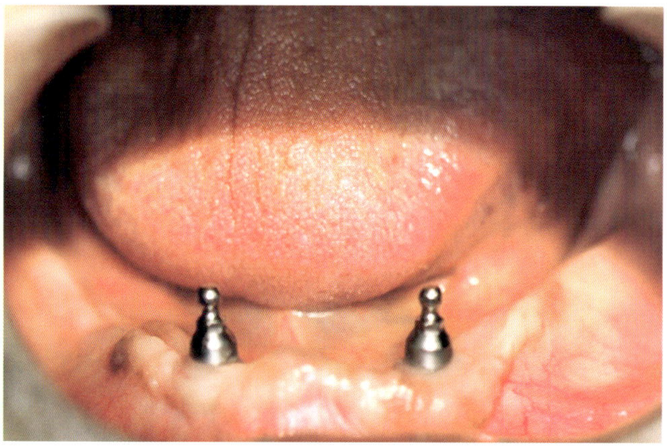

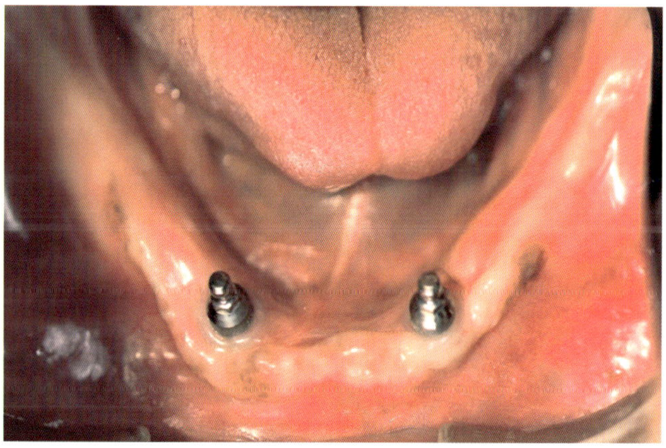

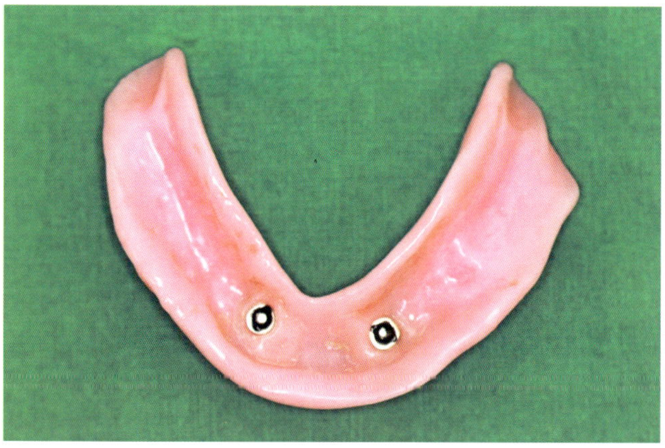

완전 틀니의 여러 가지 단점을 보완해서 전치부쪽에 두 개 정도의 임플란트를 식립해서 볼 단추와 같은 연결 장치를 이용해서 틀니를 유지시켜주는 좋은 치료 방법입니다.

일반적으로 하악이 무치악인 경우에 하악 완전 틀니가 입에 안정적으로 있지 않고 상처가 잘 나기 때문에 하악에서 주로 사용합니다.
이를 사용 시 고정력이 높아지므로 입안에 틀니가 안정적으로 있으며 착용이 편하고 저작 기능도 향상이 됩니다.

위 환자는 하악 전치에 두 개의 임플란트를 식립하고 볼 단추를 이용해서 하악 틀니를 제작했습니다. 볼과 틀니를 유지시켜 주는 하우징 내에 고무로 된 O-ring이 있는데 오래 쓰면 닳기 때문에 주기적으로 교체가 필요합니다.

하악 치조골의 흡수가 너무 심해서 전치부에 두 개의 임플란트를 식립해서 볼 단추를 이용해서 하악 오버덴쳐를 제작했습니다.

환자가 치조골 흡수가 너무 심한 경우 볼 단추로 유지에는 도움이 되나 틀니 적응이 힘든 경우가 종종 있습니다.

완전 틀니가 입속에서 잘 움직이고 상처가 잘 생기고 장기간 틀니 사용으로 치조골의 흡수가 심하신 분들이 대상입니다.

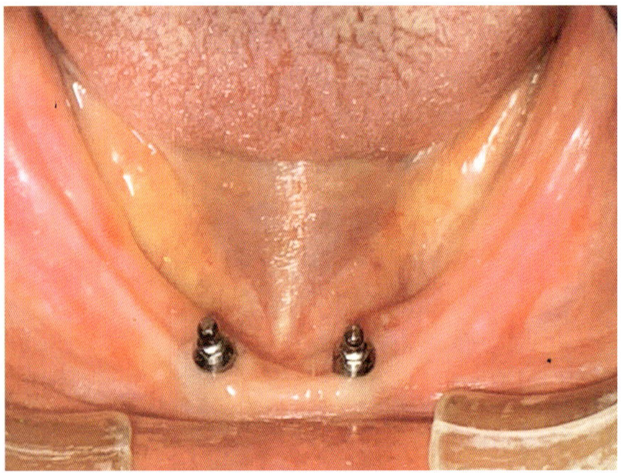

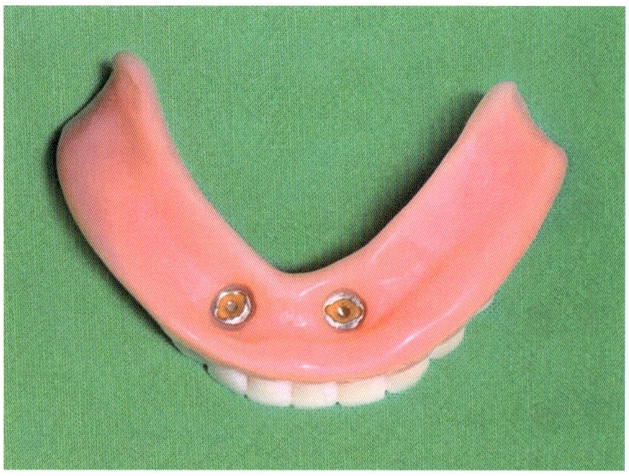

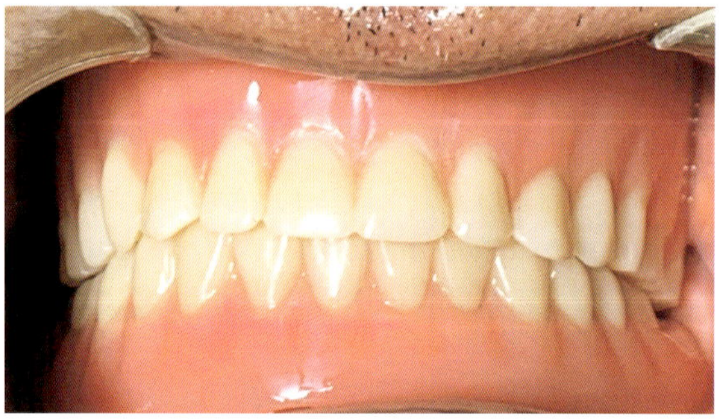

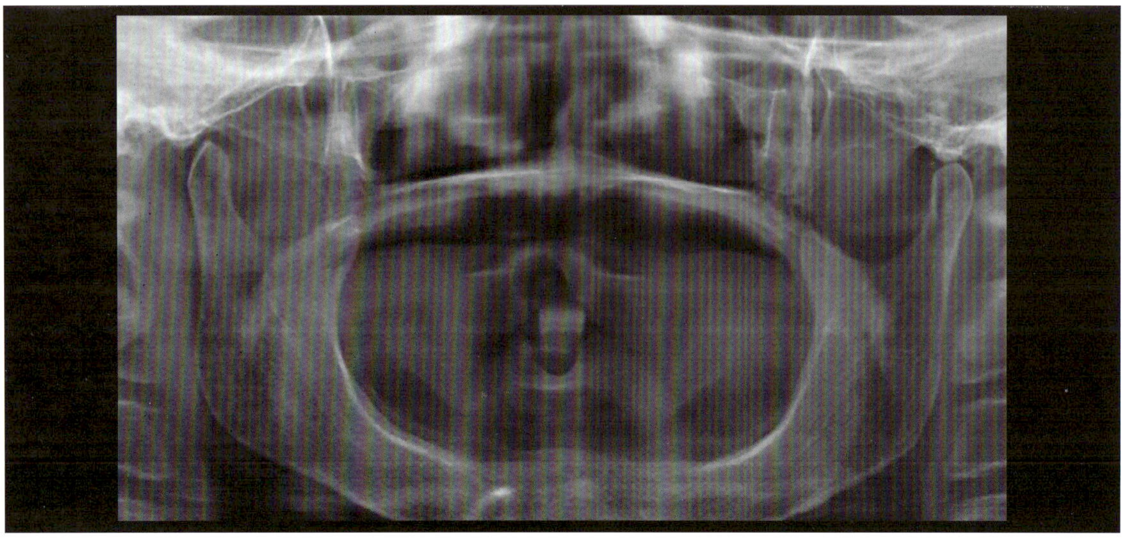

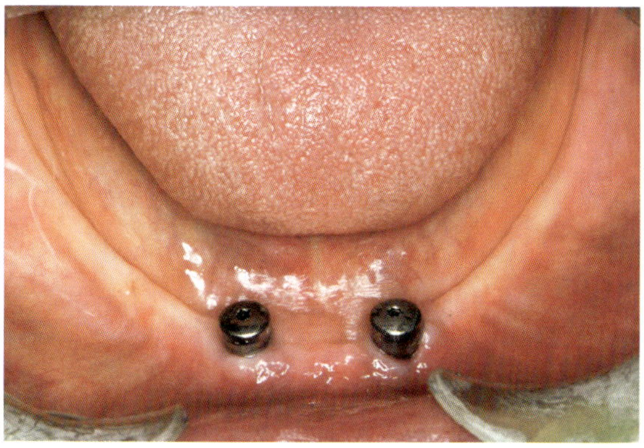

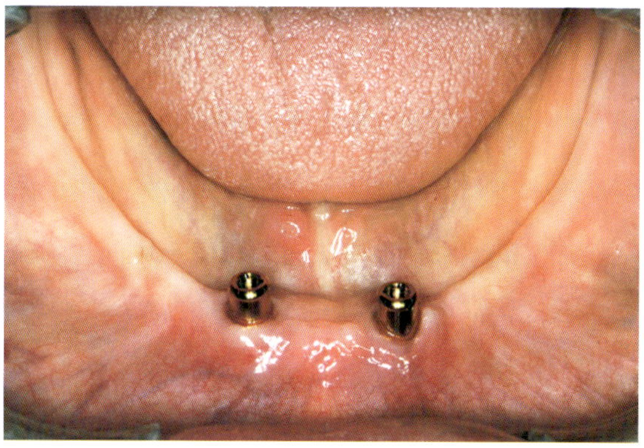

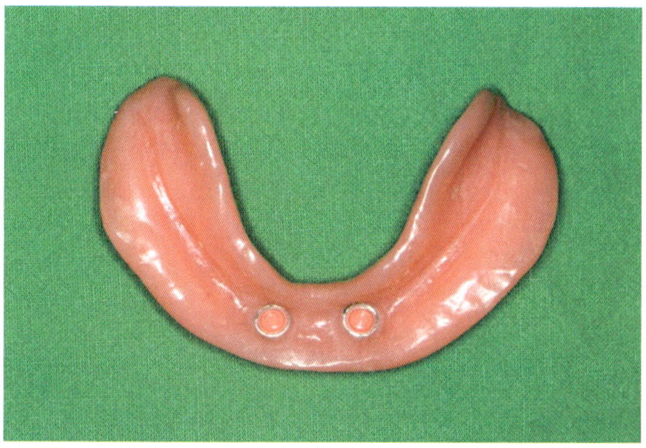

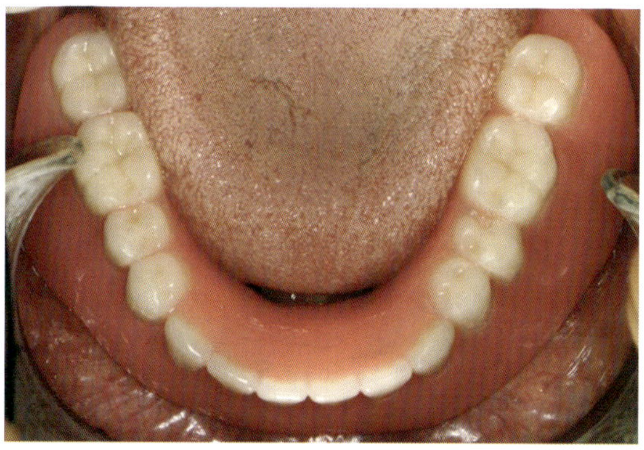

하악의 치조골 흡수가 심한 환자였는데 두 개의 임플란트를 식립해서 로케이터를 사용해서 유지를 얻었는데 상당히 좋은 유지력을 얻을 수 있었습니다.

이 환자분은 성격이 낭천적이셔서 금세 편하게 사용하셨는데 무엇보다도 틀니는 환자분이 긍정적이고 잘 적응하고 사용하려는 의지가 중요해 보입니다.

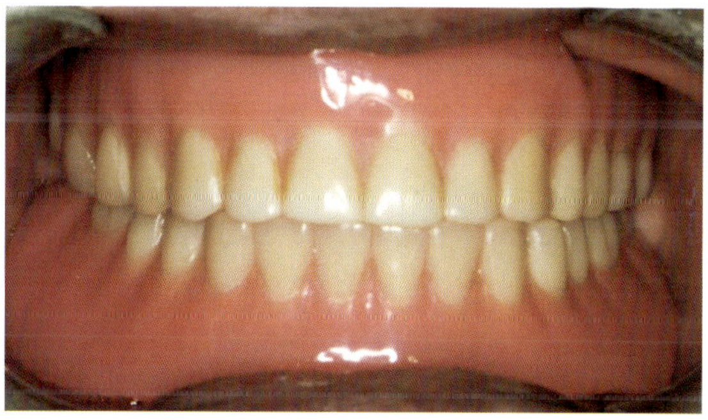

30. 완전 무치악 환자의 임플란트 치료

상하악의 잔존치가 치주염이 심해서 전체를 발치하고 상악에는 임플란트를 여러 개 식립해서 고정성 보철물로 완성하고 하악에는 두 개의 임플란트를 식립 후 로케이터를 사용하여 오버덴쳐를 장착했습니다.

틀니만 하면 유지를 잇몸에서 얻어야 하기 때문에 잘 떨어지지만 로케이터 오버덴쳐는 유지력이 상당히 좋아서 식사 시에도 잘 떨어지지 않는 장점이 있습니다.

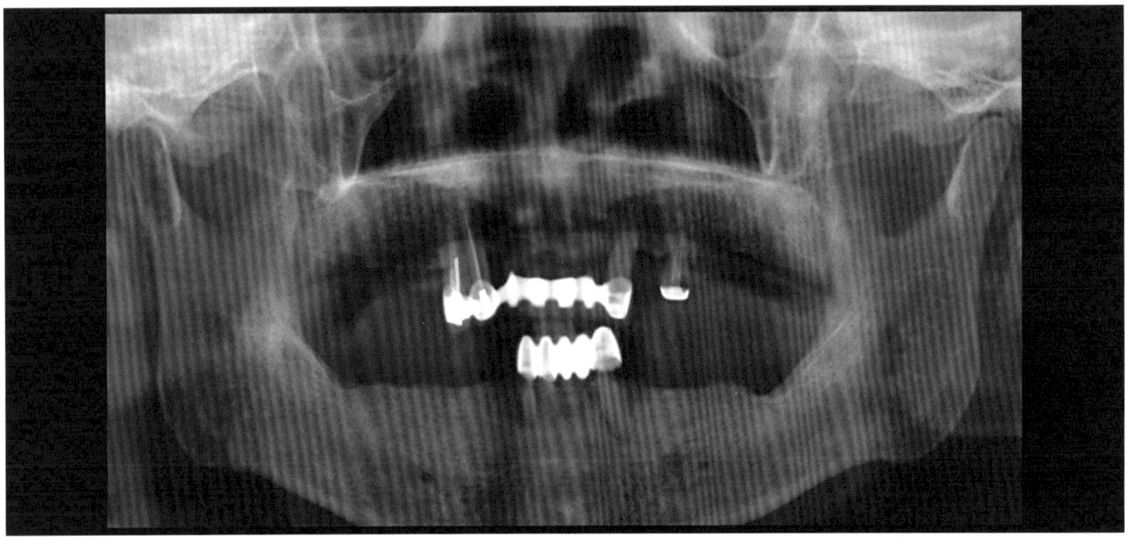

잔존 상하악 치아가 심한 치주염이 있어서 전체를 발치하기로 치료 계획을 세웠습니다.

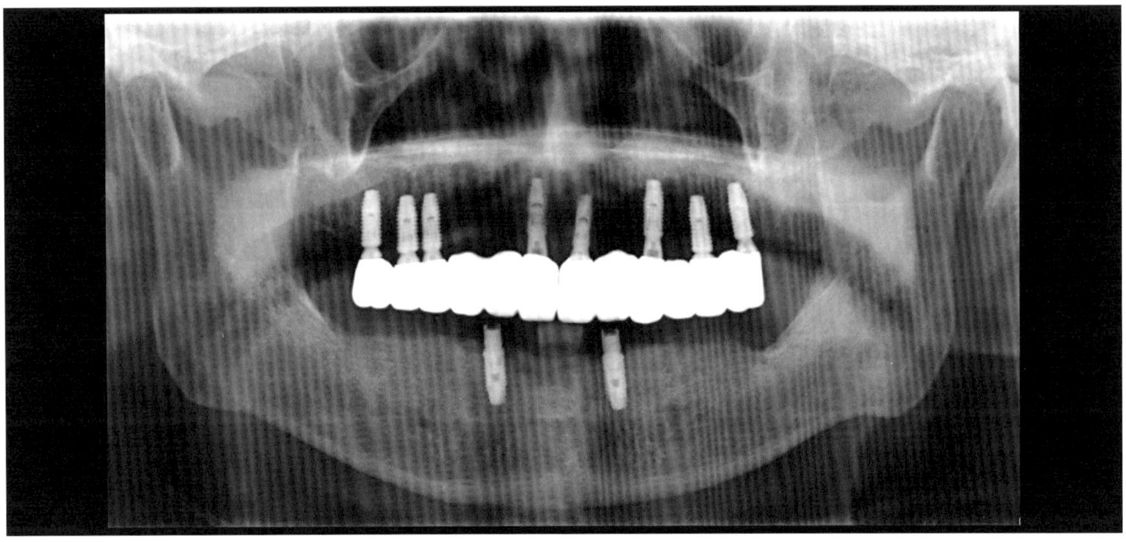

상악에는 여덟 개의 임플란트를 식립해서 고정식 보철물을 완성하고 하악은 두 개의 임플란트를 식립해서 로케이터를 이용한 하악 오버덴쳐를 했습니다.

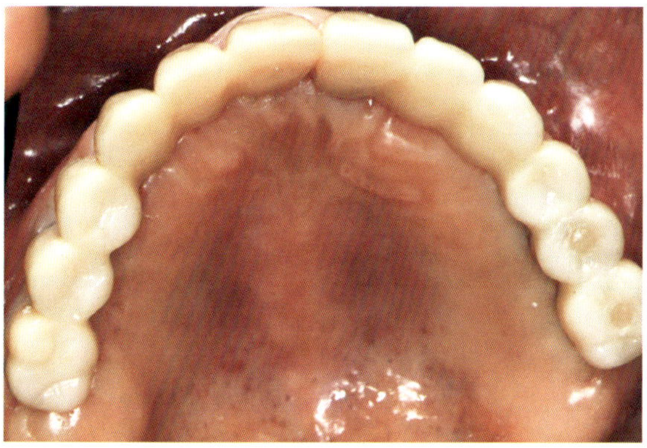
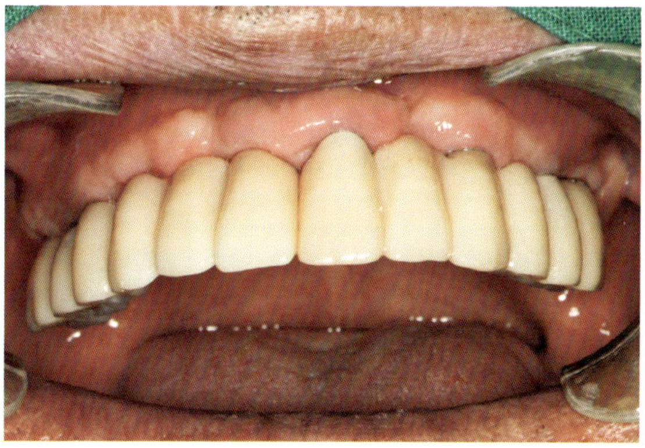
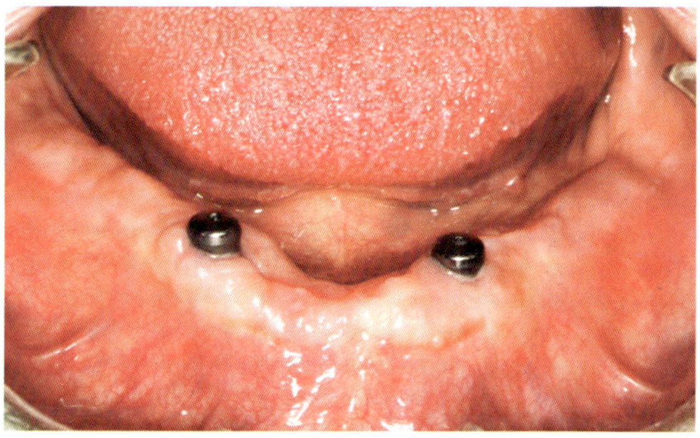
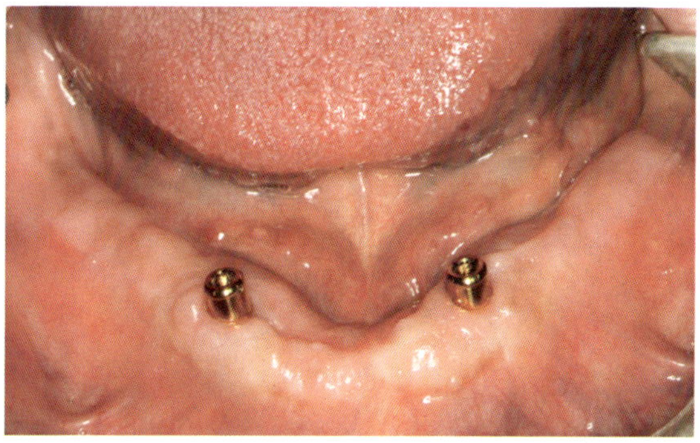
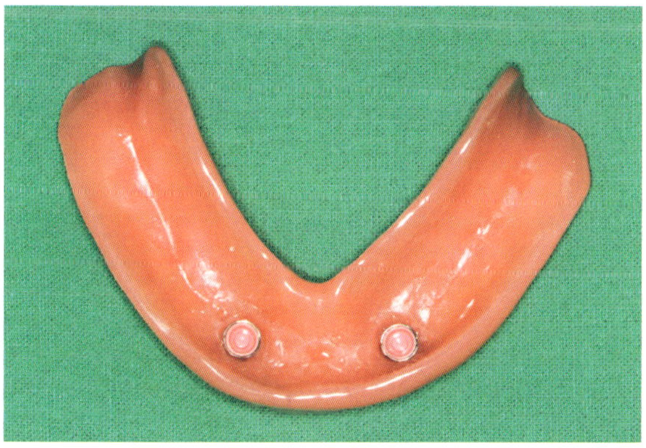
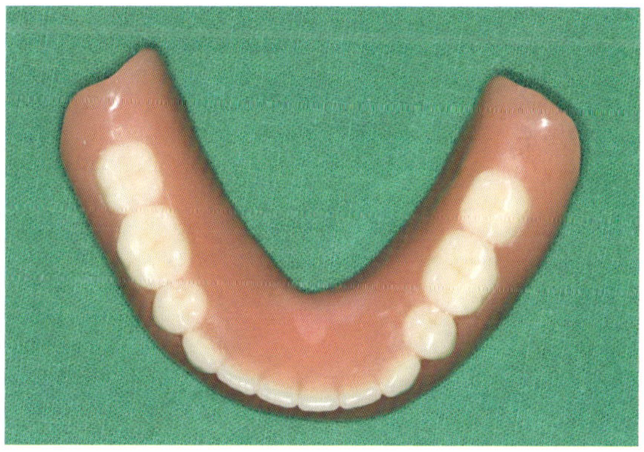

하악에는 두 개의 임플란트를 이용해서 로케이터를 연결하여 하악 오버덴쳐를 완성했습니다.

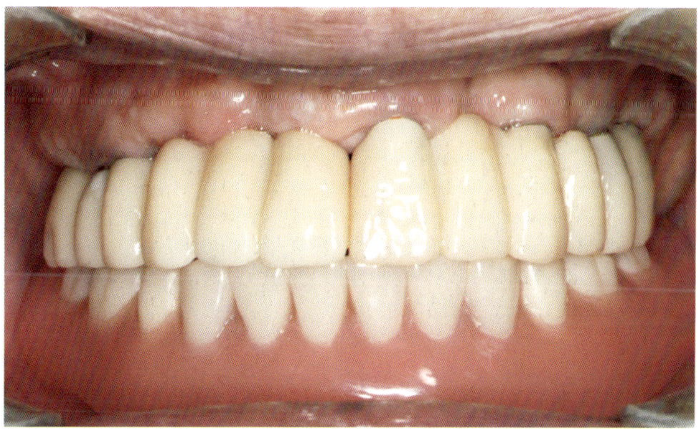

〈완성된 상하악의 보철물 모습〉

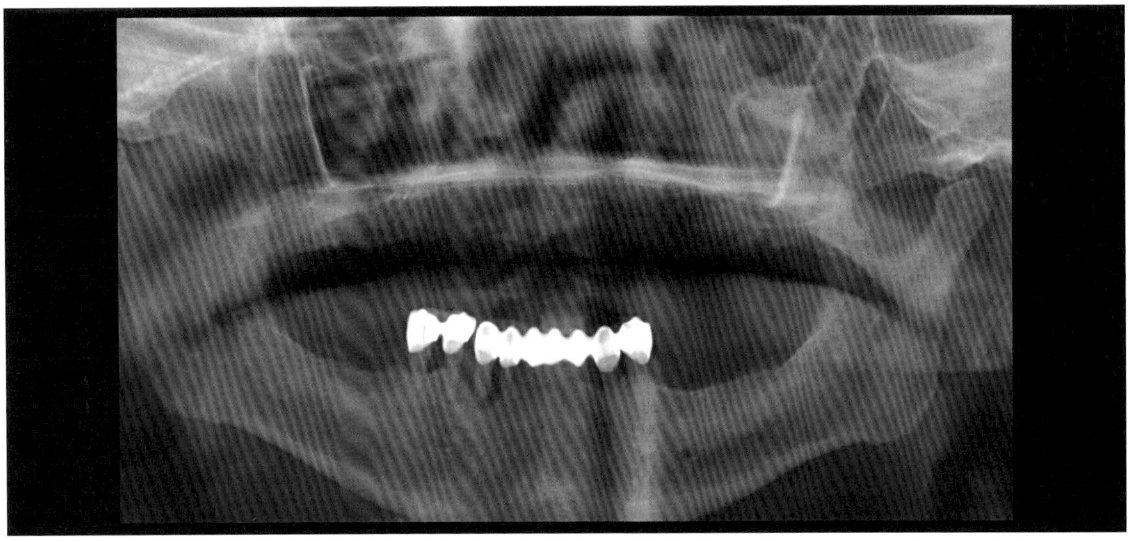

내원 시 상악은 무치악이었으며 하악의 잔존치는 심한 치주염으로 인해서 전체를 발치하기로 치료 계획을 세웠습니다.

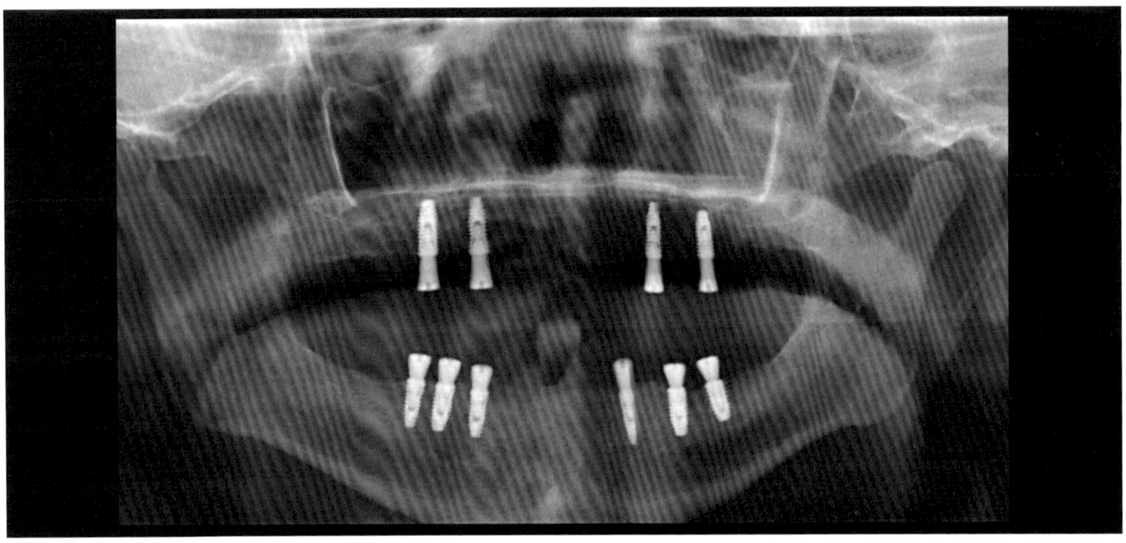

상악에는 임플란트 네 개를 심어서 서로 바로 연결해서 오버덴쳐를 해 주었습니다. 상악은 치조골 자체가 약하고 푸석하기 때문에 단독으로 사용하는 어태치먼트는 많은 케이스에서 시간이 지남에 따라서 임플란트 주위의 치조골이 흡수되기 때문에 바로 연결해서 묶어서 사용하는 임플란트 오버덴쳐는 좋은 치료 방법입니다.

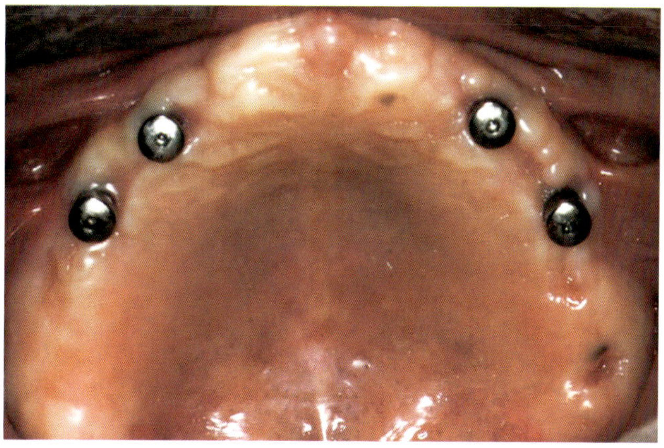

〈상악 임플란트에 치유지대주를 연결한 모습〉

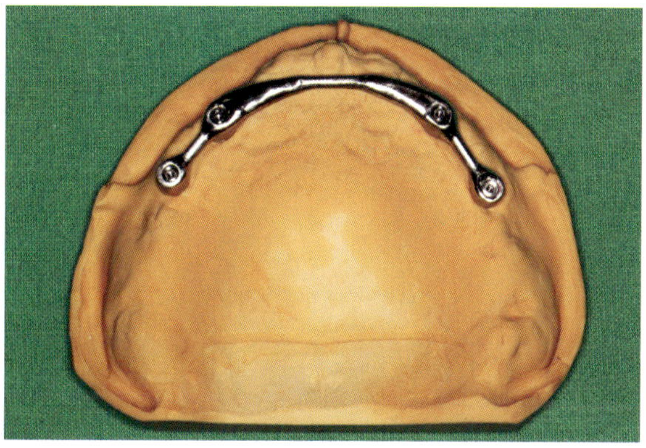

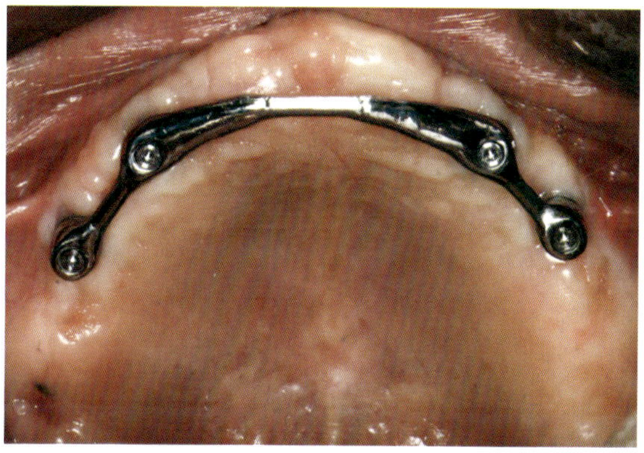

〈네 개의 임플란트를 바로 연결한 모습〉

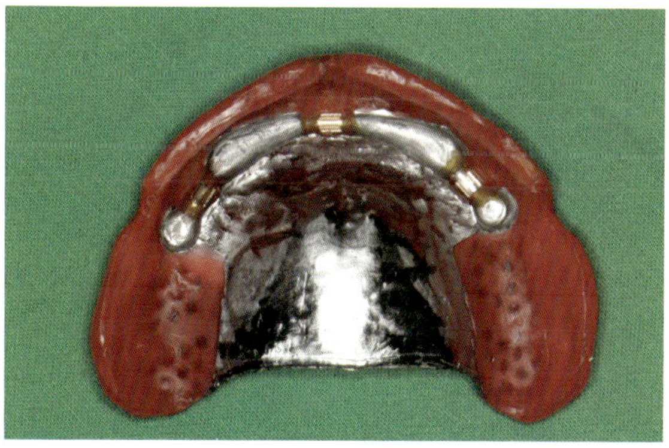

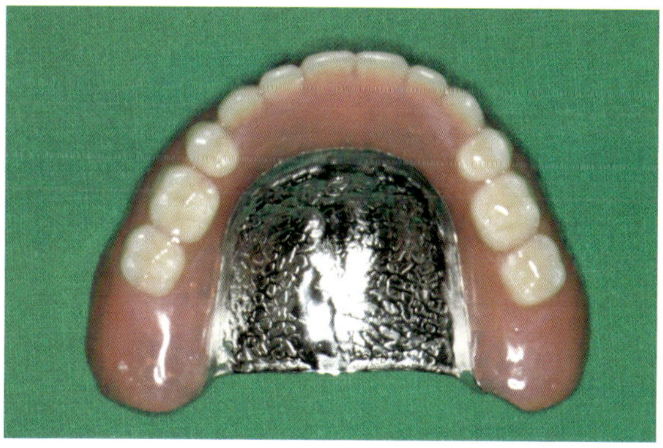

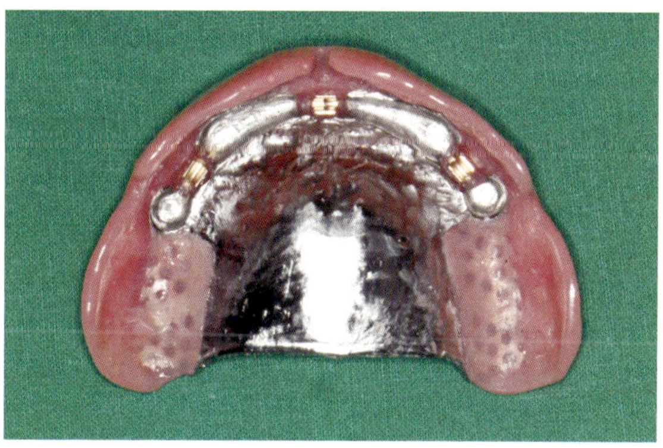

〈완성된 상악의 오버덴쳐〉

바를 잡아주는 클립이 오버덴쳐의 내면에 보인다.

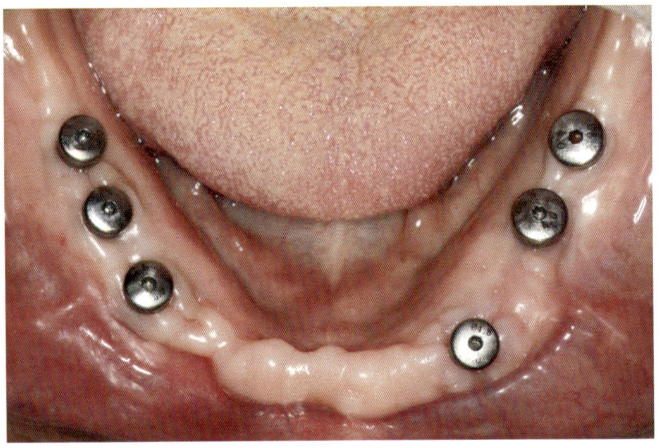

하악은 여섯 개의 임플란트를 식립해서 고정성 보철물을 해주었습니다.

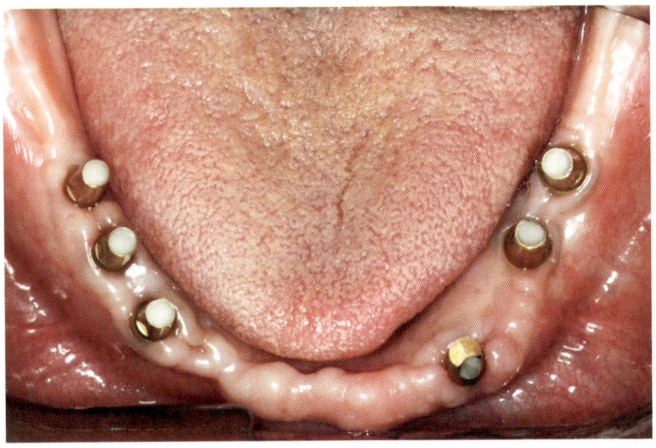

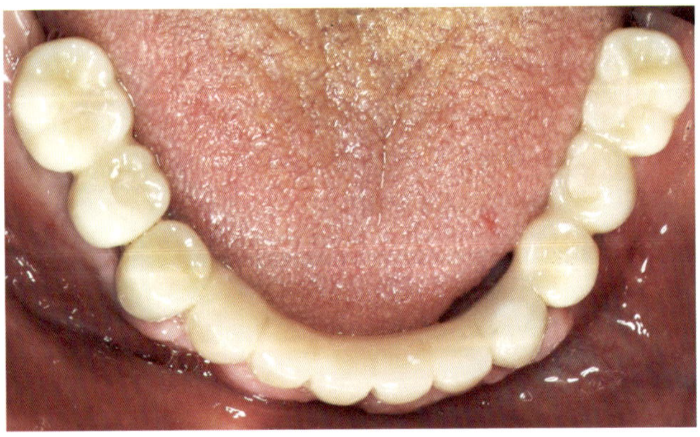

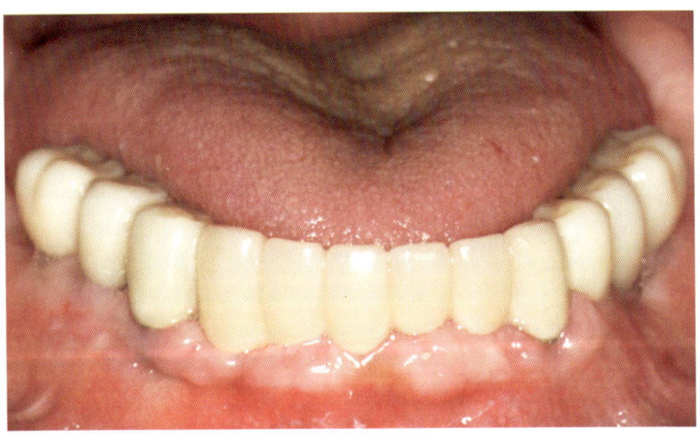

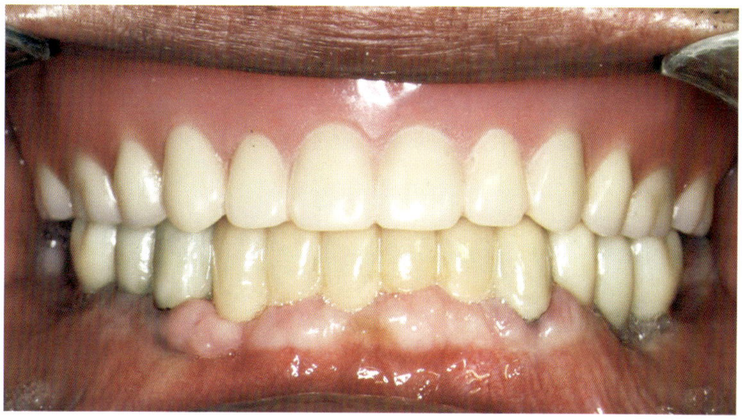

완성된 상하악 보철물의 모습이며 상악에는 네 개의 임플란트를 심어서 서로 바로 연결해서 오버덴쳐를 해 주었고 하악은 여섯 개의 임플란트를 식립해서 고정성 보철물을 해주었습니다.
이러한 보철 치료 방법은 환자분이 아주 편하게 사용하실 수 있는 좋은 치료 방법입니다.

상악의 완전 틀니가 불편해서 임플란트 치료받기를 원하셨고 환자는 경증의 당뇨가 있었습니다. 상악 구치 부위에 상악골이 부족한 부위는 상악동막을 거상 후 임플란트를 식립했으며 보철물은 두 파트로 나누어서 제작하여 장착했고 환자는 틀니를 장착하다 고정성 보철물을 사용하면서 큰 만족을 했습니다.

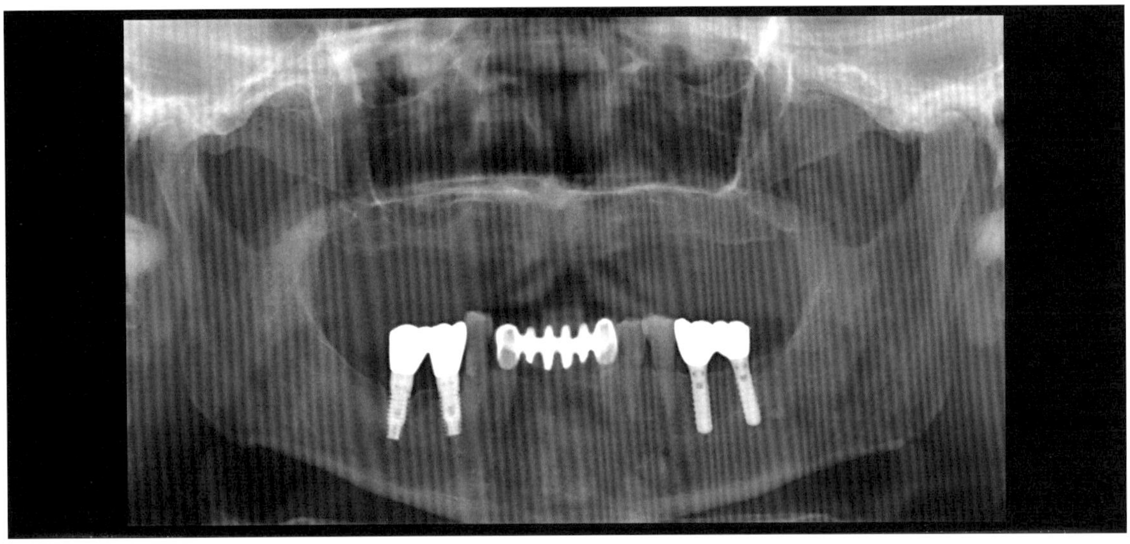

치료 당시의 파노라마 사진으로 골질이 그다지 좋지 않고 골량도 충분치 않았습니다.

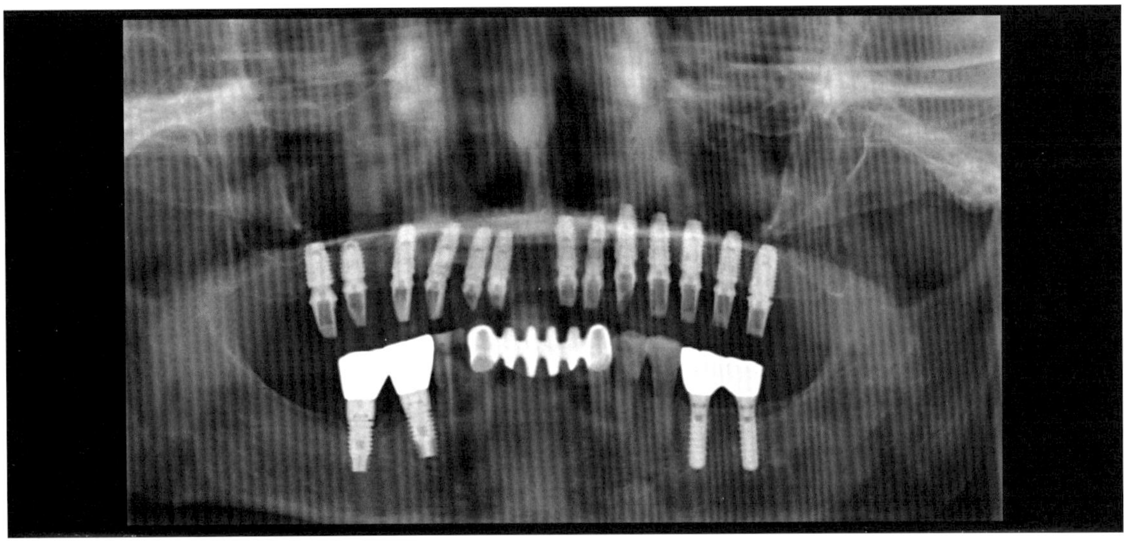

상악동막을 거상 후 이종골 이식후 임플란트를 식립하였고 골유착 기간을 거친 후 임플란트에 지대주를 연결한 파노라마 사진입니다.

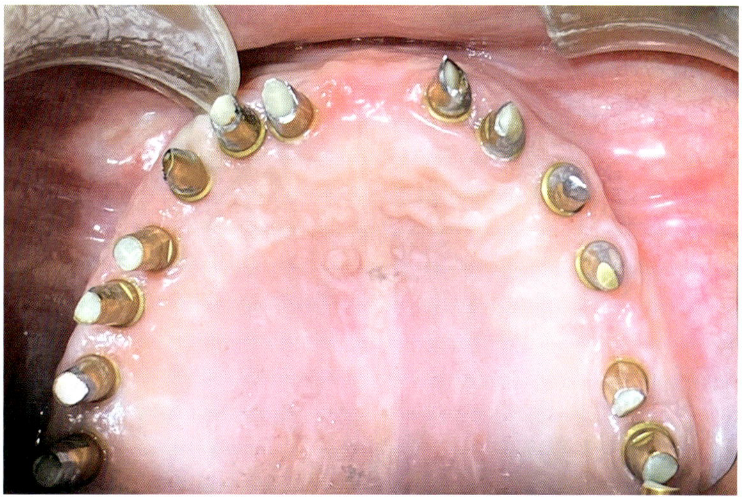

〈지대주를 연결한 구강내 모습〉

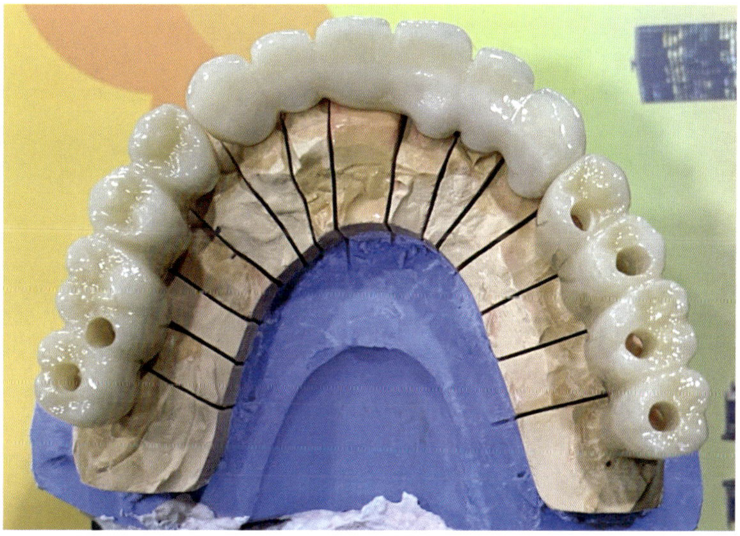

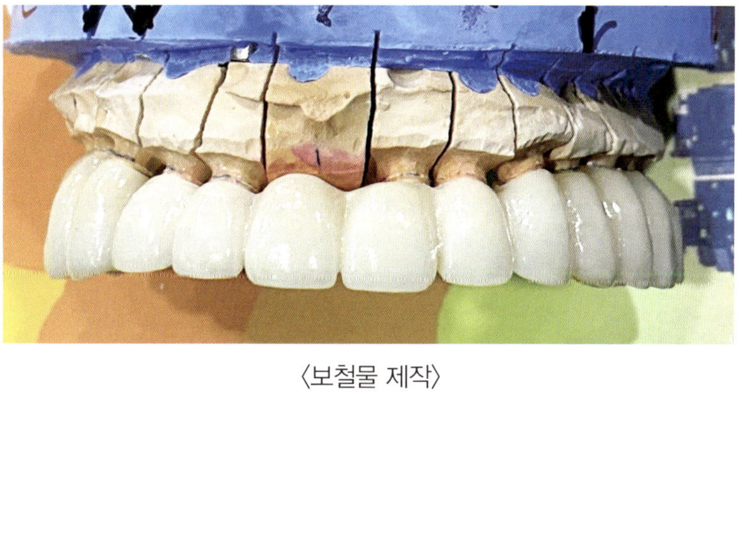

〈보철물 제작〉

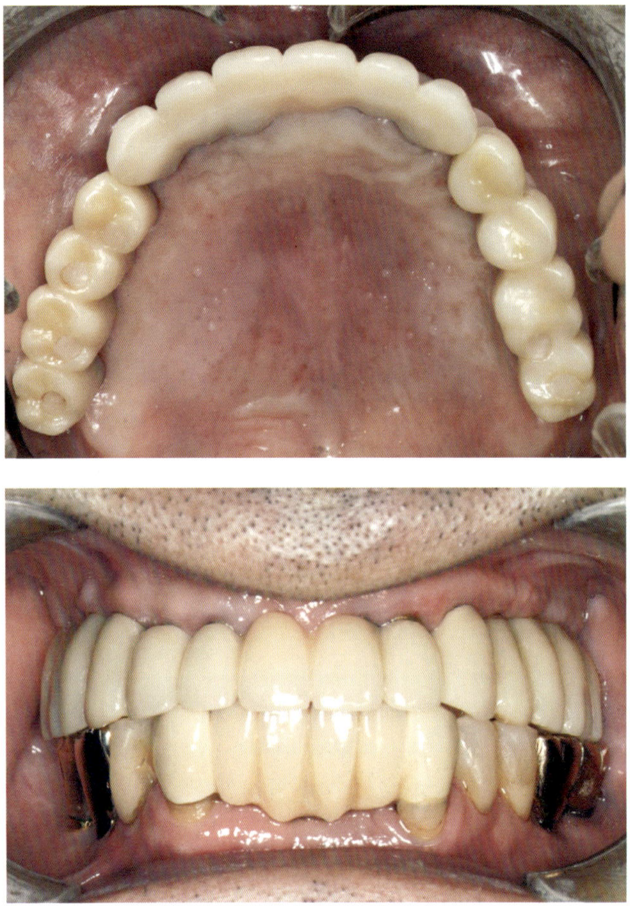

〈최종 보철물의 구강내 장착 모습〉

하악 무치악이 심하게 흡수되어 완전 틀니를 장착했을 때 많이 불편해서 사용하기 힘든 경우가 많습니다.

이 환자분은 하악 전치와 소구치 부위에 6개의 임플란트를 식립해서 이를 이용해서 고정성 보철수복을 해 주었고 구치부위까지 보철물을 연장하여 만들어 주었으며 잇몸에 직접 보철물이 닿지 않고 임플란트가 지지를 해 주는 고정성 보철물이라서 많이 편하게 사용할 수 있었습니다.

하악 완전 틀니가 잇몸이 눌려서 도저히 사용하기 힘든 환자분들에게 아주 좋은 치료 방법이며 대부분의 환자들이 만족해하는 좋은 치료 방법입니다.

보철물과 잇몸 사이의 구강 청결을 위해서 치간 칫솔을 사용하면 좋습니다.

CT scan을 이용해서 적절한 위치에 임플란트를 식립 후 골유착 기간을 거친 후 치유지대주를 연결하고 그 후 지대주를 연결해서 구조물을 만든 후 레진 치아를 연결해서 보철물을 완성한 후 구강내에 장착했습니다. 만드는 과정은 상당히 복잡하며 상당한 치료 기간을 요합니다.

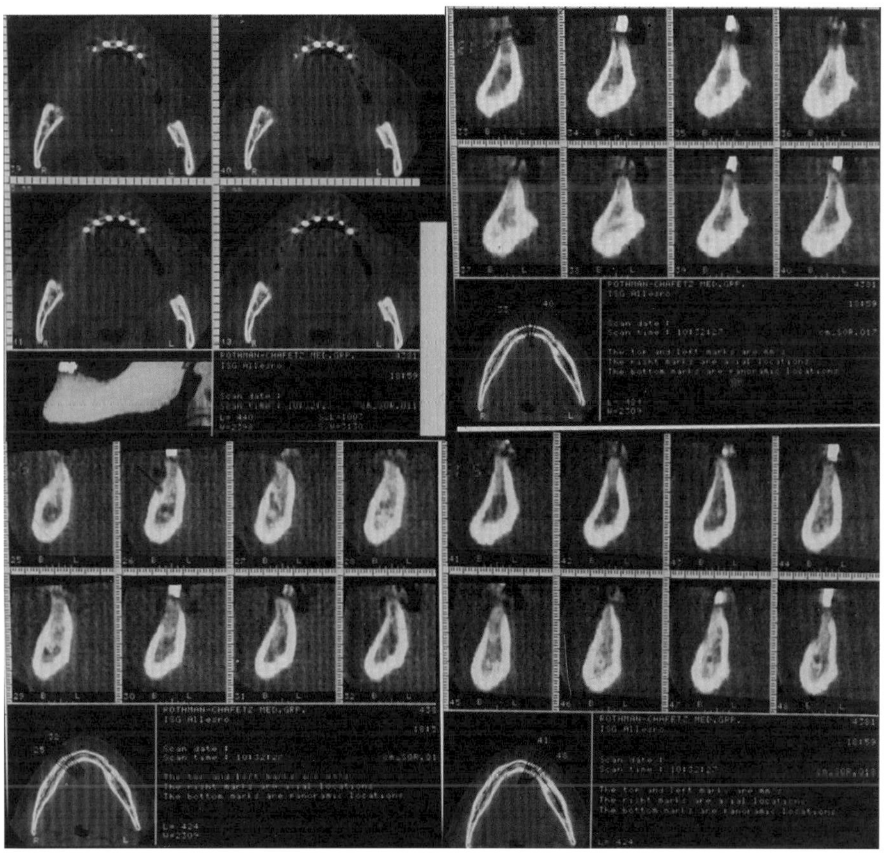

CT scan으로 이용해서 임플란트를 심을 위치와 심을 임플란트의 사이즈와 길이를 결정합니다.

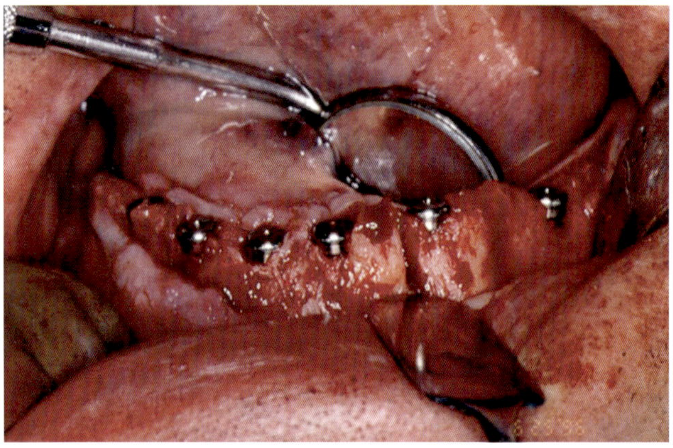

여섯개의 임플란트를 식립

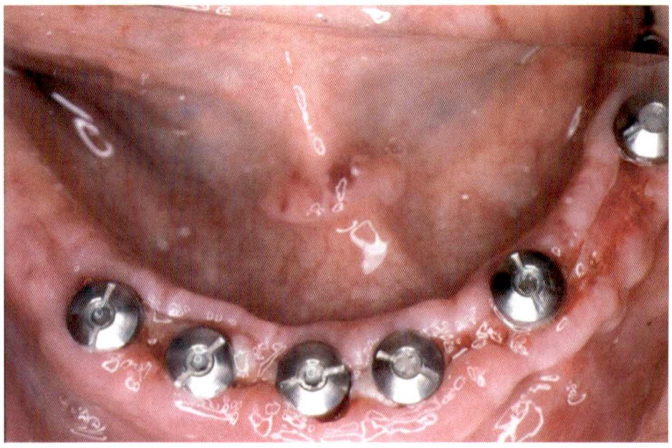

골유착 기간을 거친 후 치유지대주를 연결한 모습

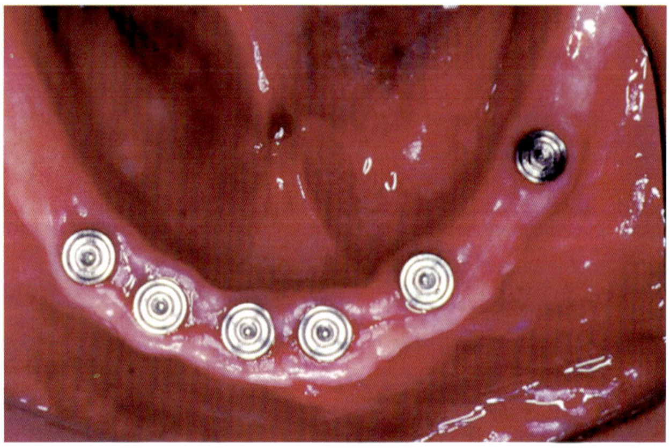

표준 지대주를 연결

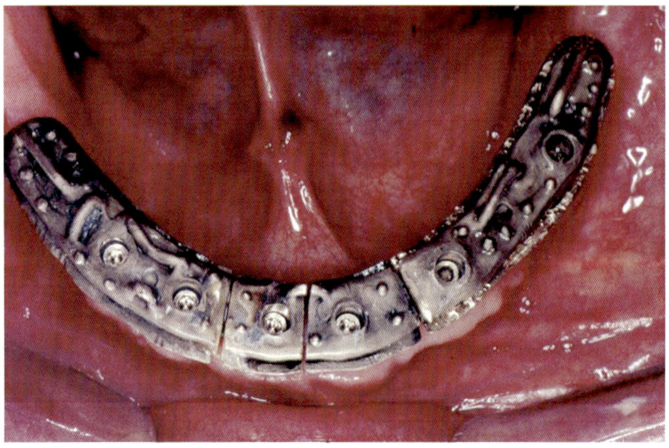

금속 구조물을 지대주 위에서 시적

금속 구조물과 수복물의 상, 하부 모습

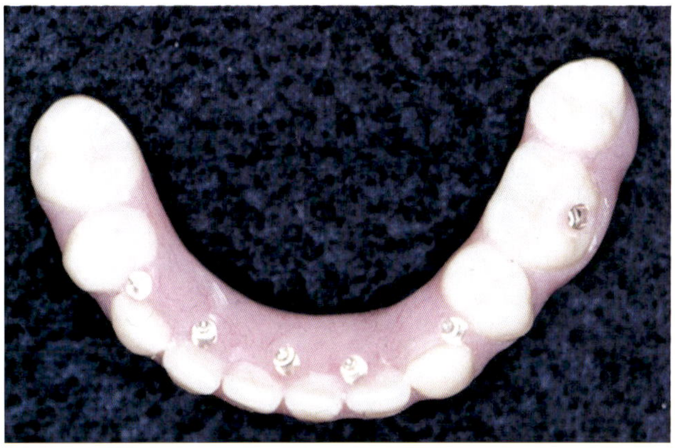

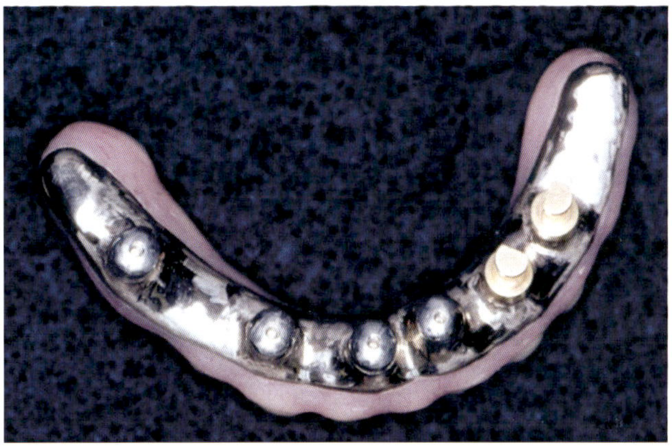

최종 보철물의 구강내 모습으로 지대주에 나사로 고정되어 있습니다. 니시로 보철물이 고정되어 있기 때문에 레진 치아를 포함한 보철물의 수리나 보철물의 청소가 필요할 때 나사를 풀어서 보철물을 빼내 쉽게 할 수 있습니다.

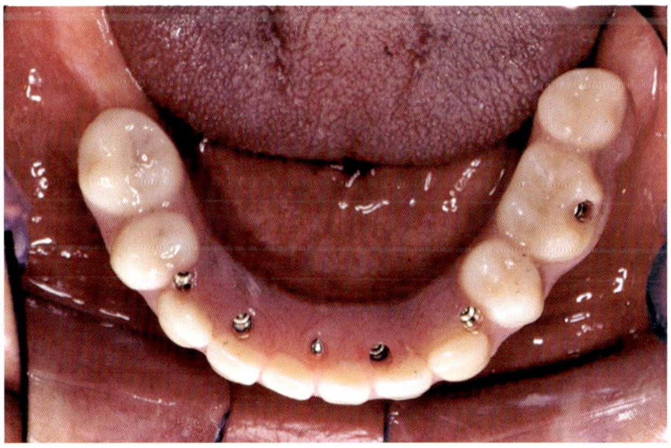

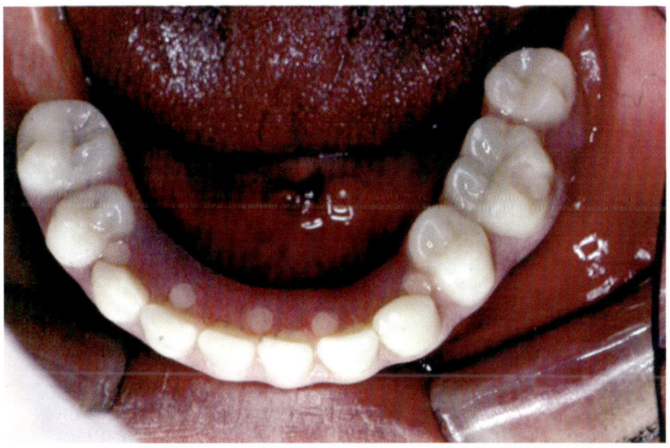

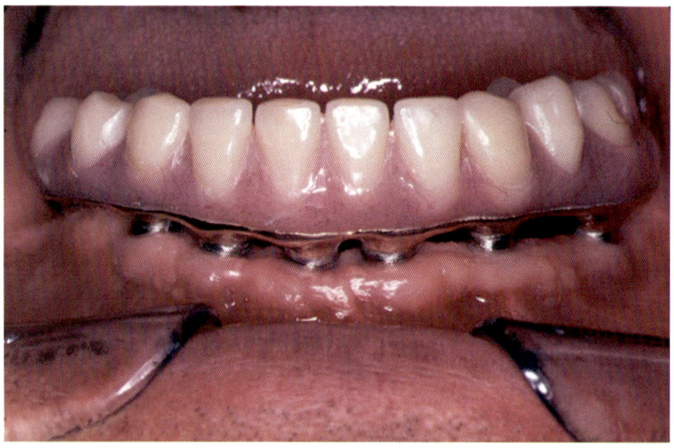

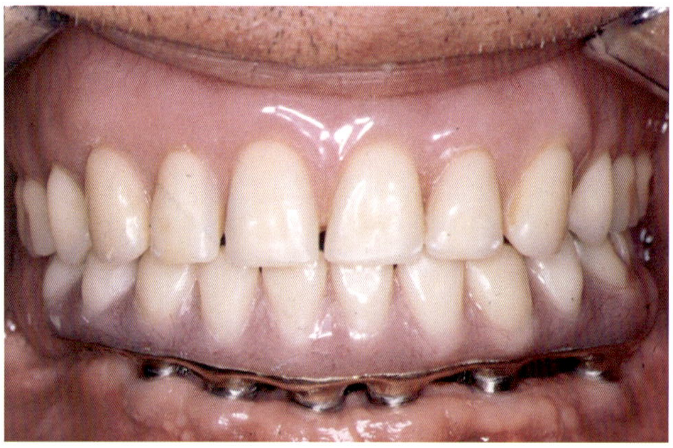

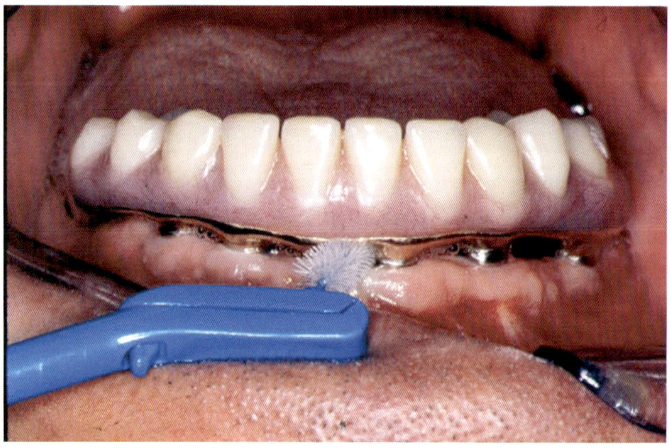

구강내에 장착된 모습이며 보통 치간치솔을 이용해서 구강위생을 유지하면 좋습니다.

31. 임플란트의 유지 관리

|즉시 내원해야 하는 경우|

임플란트 보철물이 흔들리거나 나사가 풀린 경우, 연결 나사의 파절 혹은 보철물 접착제가 떨어진 경우 바로 내원하셔서 치료를 받으셔야 합니다.

의외로 연결 나사가 풀리는 경우가 많으며 바로 나사를 조이지 않은 상태로 사용을 하면 나사가 파절되어 치료를 힘들게 만드는 경우가 있습니다.

오래 사용해서 나사가 풀린 경우 새로운 나사로 교체해 주는 것도 좋은 방법입니다.

그 외에 인공치근(fixture)이 파절되는 경우도 있으나 아주 드뭅니다.

|임플란트 관리 요령|

1. 너무 단단한 음식을 피하는 것이 좋고 이를 가는 습관이 있으면 나이트 가드를 만들어서 끼고 자는 것이 좋습니다.
2. 칫솔질을 잘 하고 치긴 칫솔, 진동 칫솔, 치실 등을 이용하면 더욱 좋습니다.
3. 임플란트 보철물 장착 후 2주후에 내원해서 체크하고 그 이후에는 정기적인 치과 검진을 받아서 문제가 발생하지 않도록 예방합니다(3~6개월 마다 정기 검진).

|임플란트 실패 유형|

1. 가장 일반적인 실패의 원인은 과도한 교합력이 임플란트에 가해질 때입니다. 임플란트를 이식한 환자는 구강을 청결히 유지하고 저작력을 분산시켜 임플란트에 무리한 교합력이 가해지지 않도록 해야 합니다.
2. 임플란트 주위에 세균이 침착하면 잇몸에 염증이 생겨 주위 골조직의 파괴가 올 수 있습니다.
3. 골다공증, 골관련 질환, 당뇨병, 과도한 음주와 흡연 및 소모성 질환을 가진 경우 임플란트의 수명은 많이 단축됩니다.

구강내에서 보철물이 약간 움직일 때는 지대주 스크루가 풀렸거나 파절되었을 가능성이 크니 지체 없이 치과를 방문해서 체크를 해야 합니다. 스크루가 풀렸을 때는 조이면 되나 파절된 때는 조심히 제거를 하고 새로운 스크루로 교체를 합니다. 파절된 스크루를 제거하는 것은 쉽지 않은 과정이므로 파절되기 전에 조금이라도 보철물이 흔들리는 느낌이 있으면 바로 내원하셔야 합니다.

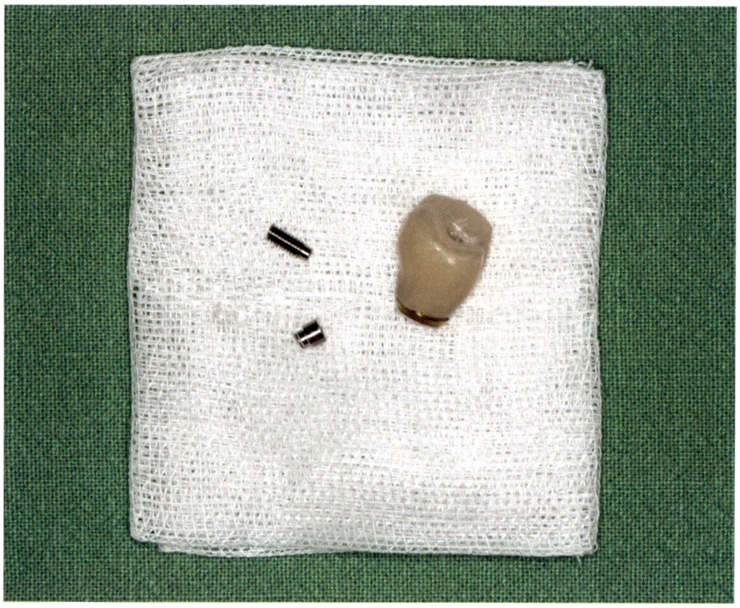

보철물이 파절 된 때는 음식물이 끼어서 불편하고 음식도 제대로 씹을 수가 없습니다. 바로 내원하셔서 새로운 보철물로 교체를 하셔야 합니다.

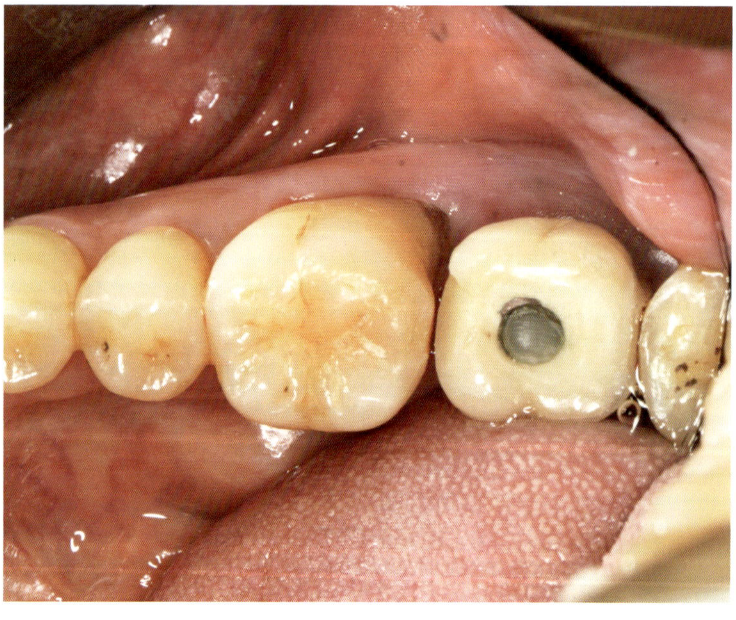

임플란트를 장착하고 나서 상당 기간이 지난 후 음식물이 낀다고 호소하는 환자분들이 많은데 그 이유는 임플란트는 이동이 없으나 나이가 들면서 주위의 치아가 근심 이동을 하기 때문에 공간이 생기게 됩니다. 또한 치주염이 있는 환자는 치아의 움직임이 더 심해서 음식물이 많이 끼는 경우가 있습니다. 심한 경우 보철물을 다시 해 줘야 하는 경우가 생기고 그렇다고 임플란트와 자연치를 삭제해서 크라운으로 묶는 방법은 좋은 방법이 아닙니다. 묶으면 임플란트는 안 움직이고 자연치는 움직이기 때문에 자연치에 충치가 발생하는 경우가 있습니다.

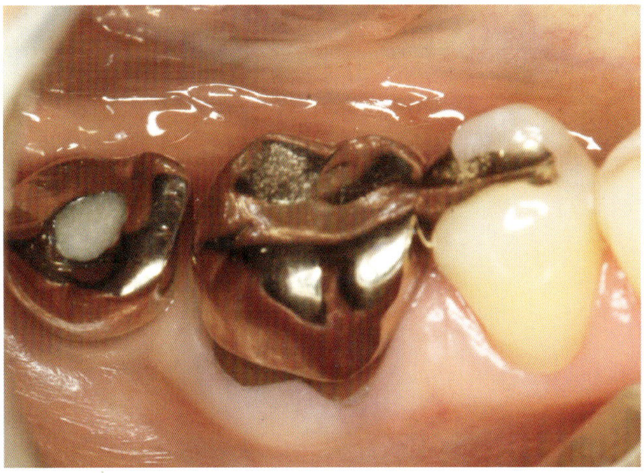

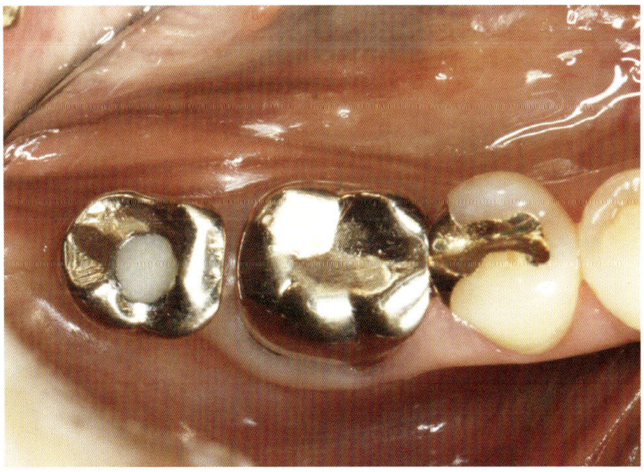

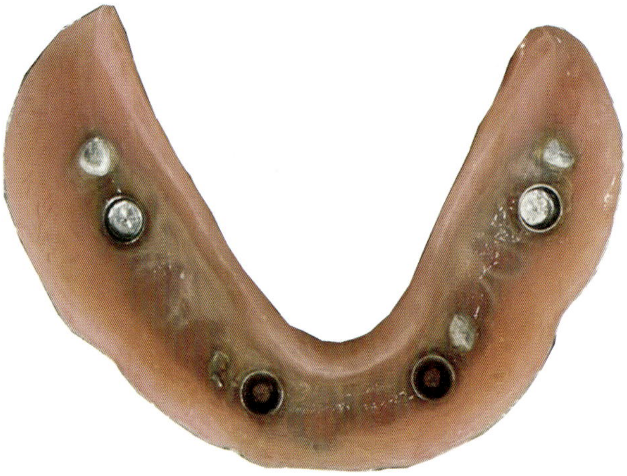

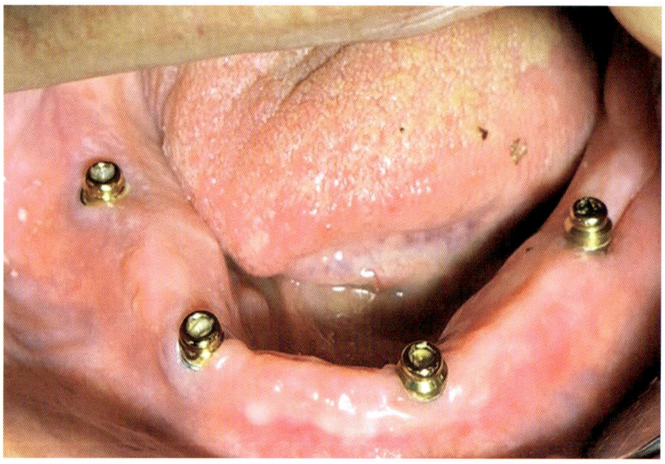

하악에 로케이터를 이용한 오버덴쳐를 한 환자가 틀니가 유지가 안 된다고 내원을 하였습니다. 자세히 보니 메탈 캡 안의 메일이 다 빠져 있었습니다. 메일만 다시 끼우면 좋은 유지를 다시 얻을 수 있습니다.

로케이터 오버덴쳐를 하신 환자는 로케이터 어버트먼트에 이물질이 끼어서 틀니가 제대로 장착되지 않는 일이 없도록 청소를 잘 해야 합니다.

17년 전에 상악 견치 부위에 임플란트를 했던 케이스인데 십수년 동안 치과에 내원을 안 하시다 보철물의 동요가 있다고 내원을 했습니다.

보철물을 제거하고 맞춤형 지대주를 제거하려 했으나 나사가 풀리지 않어서 힘들게 제거를 하고 치유지대주를 연결하고 세멘형 지대주를 오더해서 연결 후 인상을 채득하고 새로운 보철물을 제작 후 장착을 했습니다.

임플란트 치료 후 정기적인 검진을 통해서 체크를 해야 간단한 점검으로 임플란트를 오래 사용하실 수 있으니 꼭 정기적인 검진을 받으시길 권합니다.

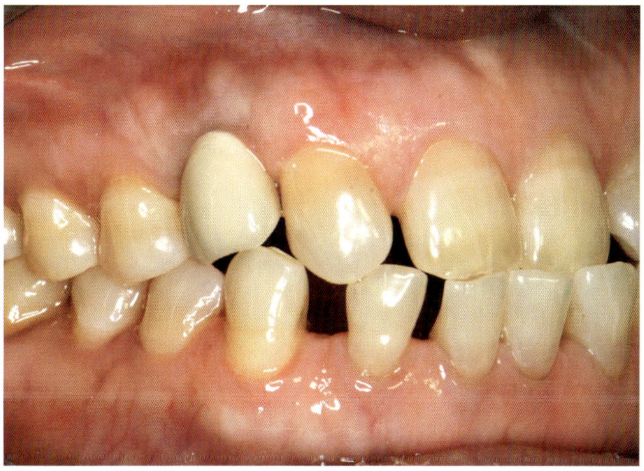

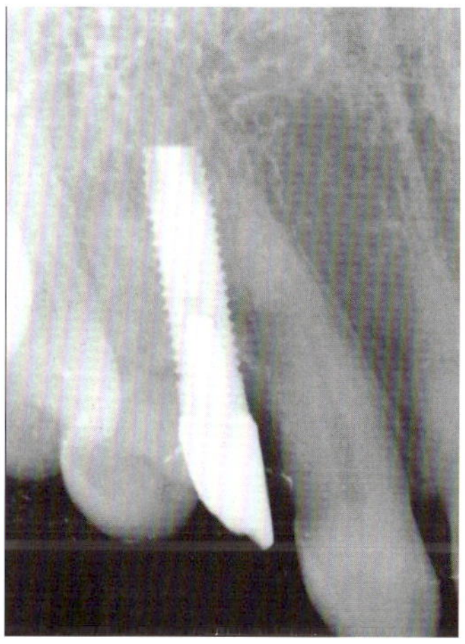

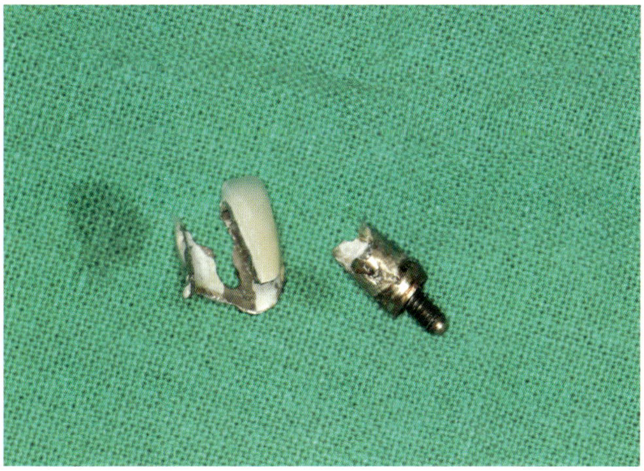

제거된 보철물과 지대주

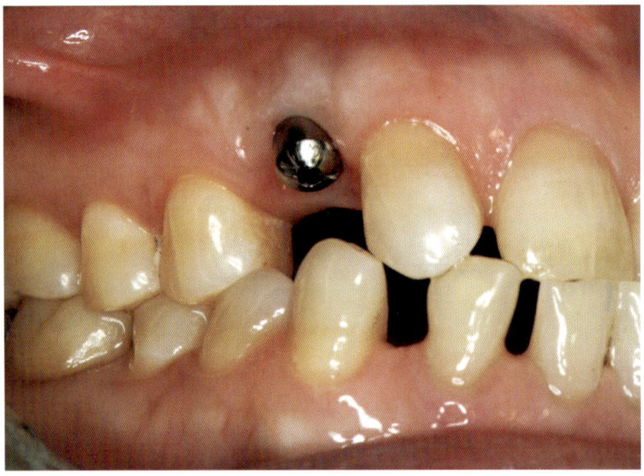

치유지대주 연결

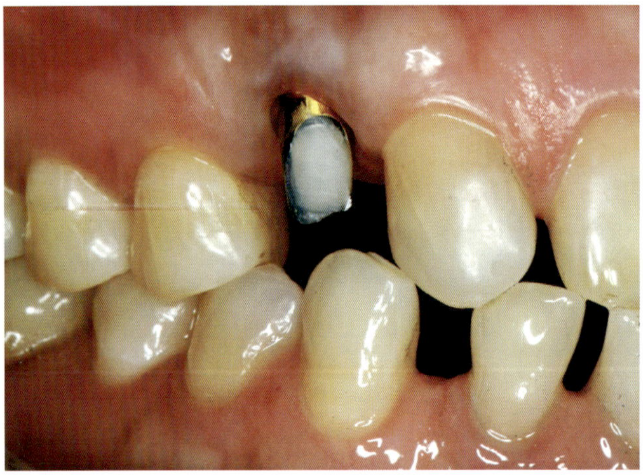

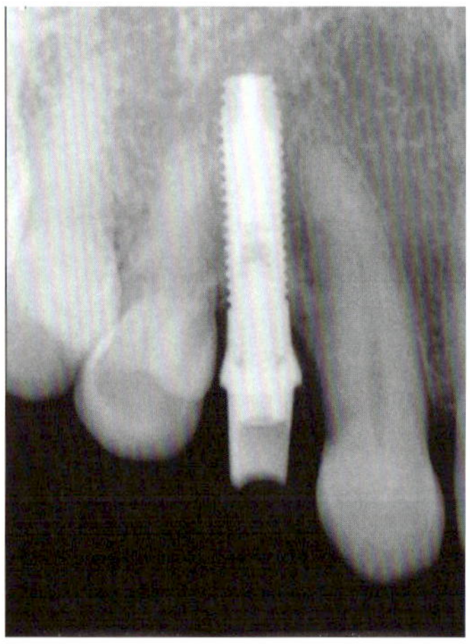

새로운 지대주를 연결하고 방사선사진을 촬영했습니다.

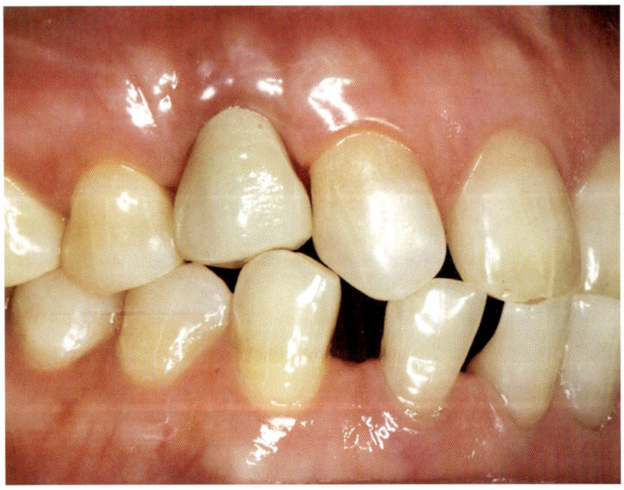

새로운 보철물을 제작해서 장착했습니다. 정기적으로 치과에 내원하셔서 체크를 받는 것이 중요합니다.

| 임플란트 주위염 |

- 임플란트 주위의 뼈와 잇몸에 염증이 발생하는 것으로 주로 세균에 의해서 발생하는 감염성 질환입니다.
- 임플란트는 자연치에 비해서 음식물과 치태가 잘 끼기 때문에 구강위생 관리를 더 잘 해주어 임플란트 주위염을 예방해야 합니다.
- 잇몸에 고름이 잡히고 나쁜 냄새가 나기도 하며 심하면 임플란트가 흔들리기도 합니다.
- 초기에는 통증이 느껴지지 않지만 증상이 심해지면 잇몸이 붓거나 통증이 발생하기도 합니다.
- 임플란트 밑부분까지 치조골이 흡수된 경우 임플란트를 제거하고 치료 후 다시 임플란트를 식립해야 할 수도 있습니다.
- 정기적인 치과 검진을 받고 예방하는 것이 중요하며 양치질을 철저히 하고 치실, 치간 치솔 등을 사용해서 음식물이 끼지 않도록 잘 관리를 해야 하며 음식물이 끼어있는 상태가 계속되면 임플란트 주위에 염증이 생기기 쉽습니다.

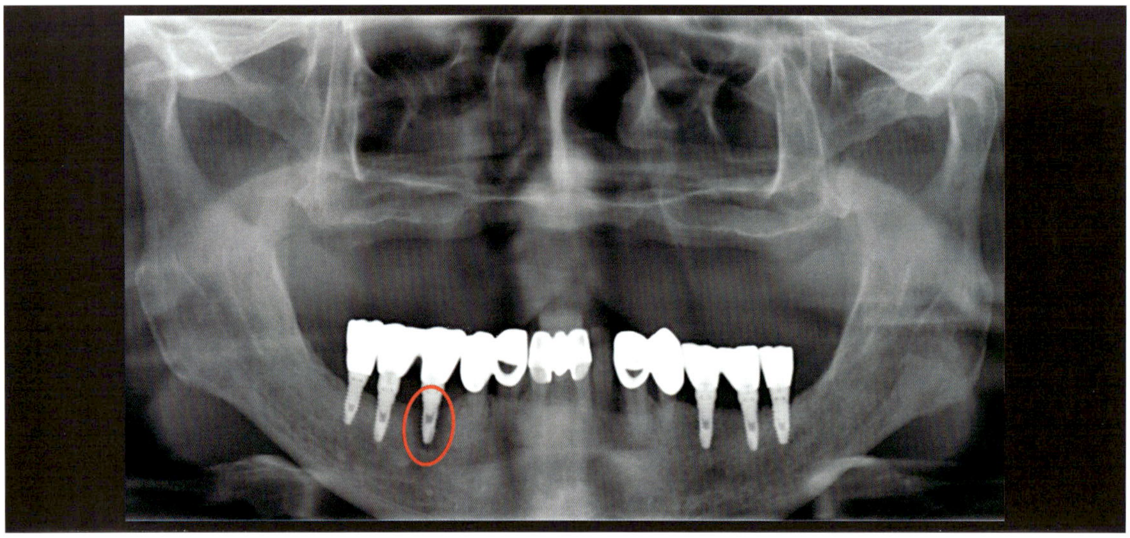

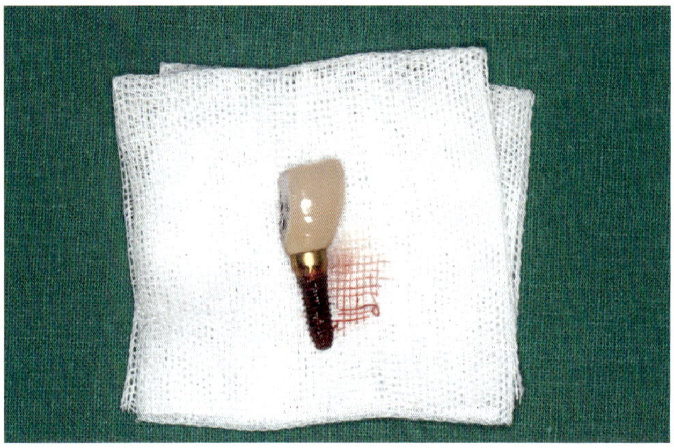

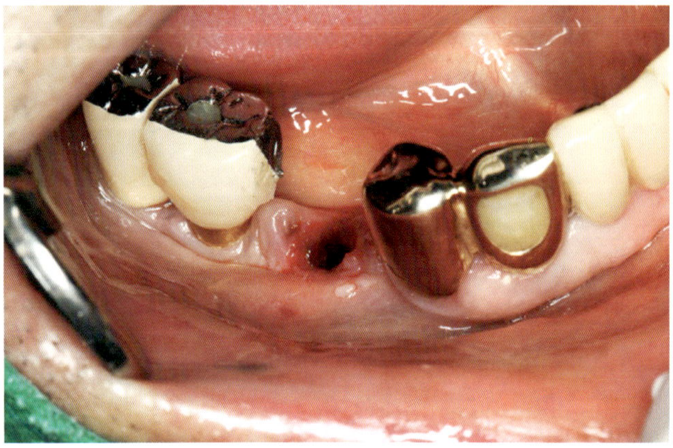

십여 년 전에 임플란트를 했던 환자로 하악 우측 제2소구치 부위에 임플란트 주위염이 발생해서 보철물을 자른 후 임플란트를 제거했습니다. 임플란트도 치아처럼 주위에 염증이 발생하지 않도록 청결에 신경을 써야 합니다. 3-4개월의 치유 기간을 거친 후 다시 임플란트를 식립할 예정입니다.

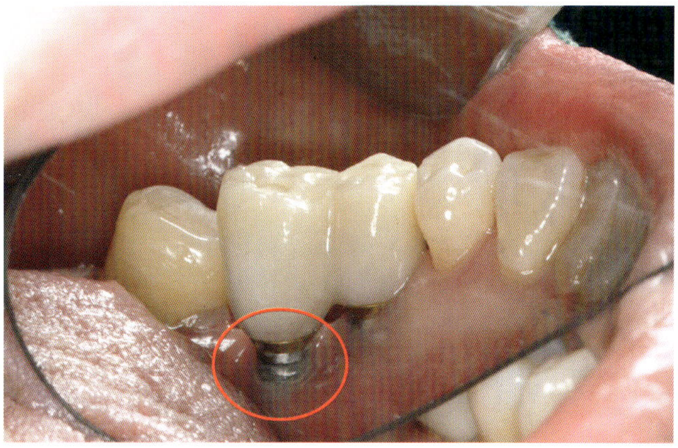

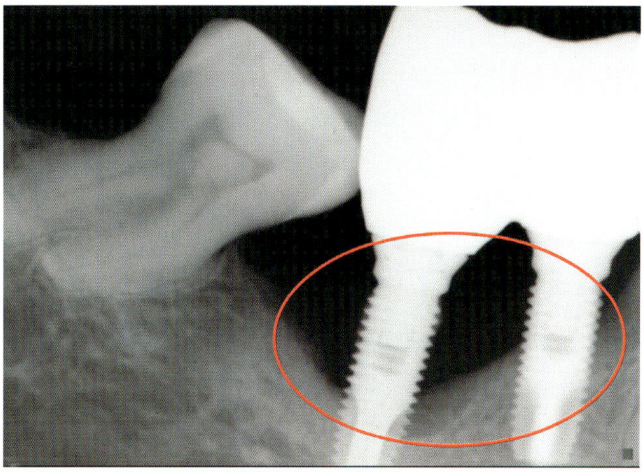

자연치아는 치아와 치조골 사이에 치주인대가 있어서 치조골이 세균에 감염되는 것을 막아주는 역할을 하지만 임플란트는 치주인대가 없기 때문에 음식물 등이 끼면 염증이 생길 가능성이 높습니다.

임플란트 주위에 염증이 생기면 임플란트 주변에서 악취가 나고 고름이 나는 경우가 있습니다. 이의 예방을 위해서는 구강청결이 중요하며 3~6개월마다 정기적인 검진을 받는 것이 무엇보다 중요합니다.

자연치에 치주질환이 심한 환자는 임플란트 역시 치주질환에 이환되기 쉬우니 각별한 관리가 필요합니다. 또한 전신질환 특히 당뇨가 있는 환자분들은 치주질환에 이환되기가 쉬우니 더욱 신경을 써서 관리를 하셔야 합니다.

임플란트와 임플란트, 임플란트와 자연치 사이에 음식물이나 치태가 끼지 않도록 칫솔, 치간 칫솔, 전동 칫솔 등을 사용하여 철저히 구강 청결을 유지하도록 해야 합니다.

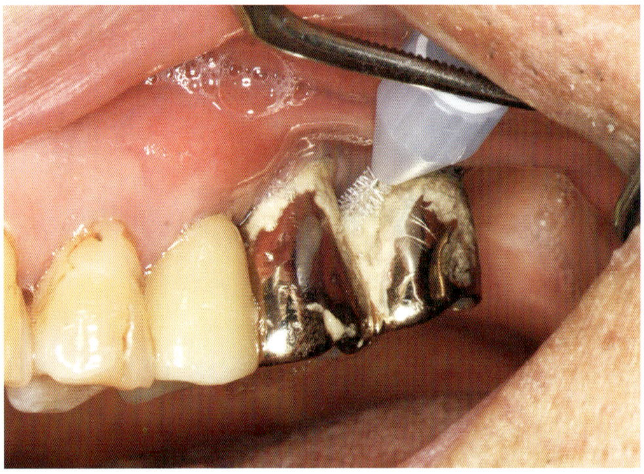

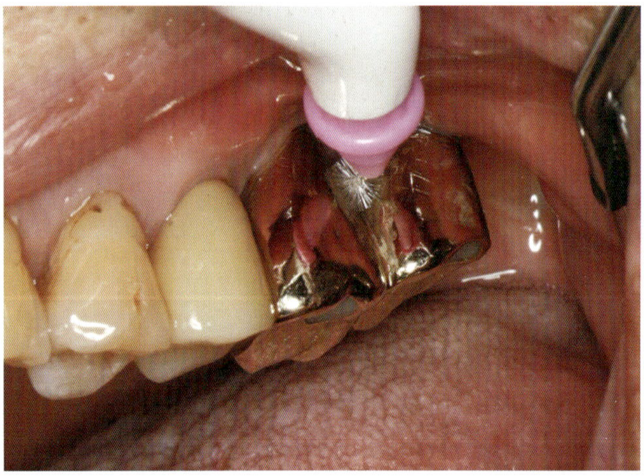

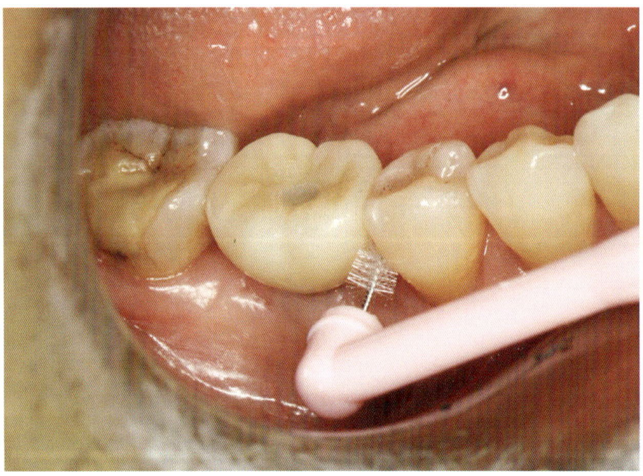